BEI GRIN MACHT SICH IHR WISSEN BEZAHLT

Bibliografische Information der Deutschen Nationalbibliothek:

Die Deutsche Bibliothek verzeichnet diese Publikation in der Deutschen National-
bibliografie; detaillierte bibliografische Daten sind im Internet über http://dnb.d-
nb.de/ abrufbar.

Impressum:

Copyright © 2017 GRIN Verlag, Open Publishing GmbH
Druck und Bindung: Books on Demand GmbH, Norderstedt Germany
ISBN: 9783668569171

Dieses Buch bei GRIN:

http://www.grin.com/de/e-book/380434/der-effekt-von-tutorien-im-bereich-des-
gesundheitswesens

Sarah Seiler

Der Effekt von Tutorien im Bereich des Gesundheitswesens

Ist die Implementierung von Tutorien auch in der Berufsfachschule in der Notfallsanitäterausbildung möglich?

GRIN Verlag

GRIN - Your knowledge has value

Der GRIN Verlag publiziert seit 1998 wissenschaftliche Arbeiten von Studenten, Hochschullehrern und anderen Akademikern als eBook und gedrucktes Buch. Die Verlagswebsite www.grin.com ist die ideale Plattform zur Veröffentlichung von Hausarbeiten, Abschlussarbeiten, wissenschaftlichen Aufsätzen, Dissertationen und Fachbüchern.

Besuchen Sie uns im Internet:

http://www.grin.com/

http://www.facebook.com/grincom

http://www.twitter.com/grin_com

Bachelorarbeit

Studiengang B.A. Medizinpädagogik

Der Effekt von Tutorien im Bereich des Gesundheitswesens:

Ist die Implementierung von Tutorien auch in der Berufsfachschule in der Notfallsanitäterausbildung möglich?

eingereicht von: *Seiler, Sarah Katrin*

eingereicht am: 01.Dezember 2016

S. Seiler – Bachelorarbeit Studiengang B.A. Medizinpädagogik
„Der Effekt von Tutorien im Bereich des Gesundheitswesens:
Ist die Implementierung von Tutorien auch in der Berufsfachschule in der Notfallsanitäterausbildung möglich?"

Inhaltsverzeichnis

S. Seiler – Bachelorarbeit Studiengang B.A. Medizinpädagogik
„Der Effekt von Tutorien im Bereich des Gesundheitswesens:
Ist die Implementierung von Tutorien auch in der Berufsfachschule in der Notfallsanitäterausbildung möglich?"

Abkürzungsverzeichnis

BBiG	Berufsbildungsgesetz
BMBF	Bundesministerium für Bildung und Forschung
bzw.	beziehungsweise
Engl.	Englisch
FUgE	Förderung der Uebergänge und des Erfolgs im Studium von pflegeberuflich Qualifizierten
Ggf.	gegebenenfalls
i.d.R.	in der Regel
KrPfl-APrV	Krankenpflege Ausbildungs- und Prüfungsverordnung
KrPflG	Krankenpflegegesetz
KW	Kalenderwoche
NotSan-APrV	Notfallsanitäter Ausbildungs- und Prüfungsverordnung
NotSanG	Notfallsanitätergesetz
POL	Problem orientiertes Lernen
s.	siehe
SOL	Selbstorganisiertes Lernen
St.	Sankt
z.B.	zum Beispiel

S. Seiler – Bachelorarbeit Studiengang B.A. Medizinpädagogik
„Der Effekt von Tutorien im Bereich des Gesundheitswesens:
Ist die Implementierung von Tutorien auch in der Berufsfachschule in der Notfallsanitäterausbildung möglich?"

1. Einleitung

Am 01.01.2014 ist das Notfallsanitätergesetz (NotSanG) und die entsprechende Ausbildungs- und Prüfungsordnung (NotSan-APrV) in Kraft getreten. Als neuer Gesundheitsfachberuf löst der Notfallsanitäter[1] das bisherige Berufsbild des Rettungsassistenten ab. Es gibt einige besondere Veränderungen und Neuerungen, die nennenswert sind (Ohder, Volz, Schmidt, & al., 2014). Es erfolgt eine Verlängerung der Ausbildung von zwei auf drei Jahre, die Schüler sind ab nun bei einem Träger angestellt und erhalten ein Ausbildungsentgelt. Bisher war die Ausbildung zum Rettungsassistenten selbstzahlend in Lehrgangsform organisiert. Die pädagogische Qualifikation der Lehrkräfte muss mindestens auf Bachelor-Niveau sein. Es wird explizit eine outputorientierte Ausbildung in Lernfeldern und -situationen gefordert, die auf berufliche Handlungskompetenz mit den integrativen Bestandteilen Fach-, Sozial-, Personal- und Methodenkompetenz abzielt. In der beruflichen Ausübung seiner Tätigkeit werden Notfallsanitäter über ein deutlich höheres Maß an selbstständiger Entscheidungs- und Handlungsfähigkeit verfügen - wie z. B. die Versorgung von Patienten unter Beachtung der Bedürfnisse und der Lebenssituation, der eigenverantwortlichen Durchführung von erweiterten und auch heilkundlichen Maßnahmen. Die Ausbildung zum Notfallsanitäter findet in einem Berufsbildungssystem an drei verschiedenen Lernorten statt: Rettungswache, Schule und Krankenhaus. Die Verantwortung liegt hierbei bei den Schulen (s. Abbildung 1).

Abbildung 1 Lernortvernetzung. Stundenverteilung über den gesamten Ausbildungszeitraum auf drei Lernorte verteilt. Lernort Rettungswache / Betrieb, Lernort Klinik und Lernort Schule in Anlehnung an Ohder, Volz, Schmidt, & et al. (2014)

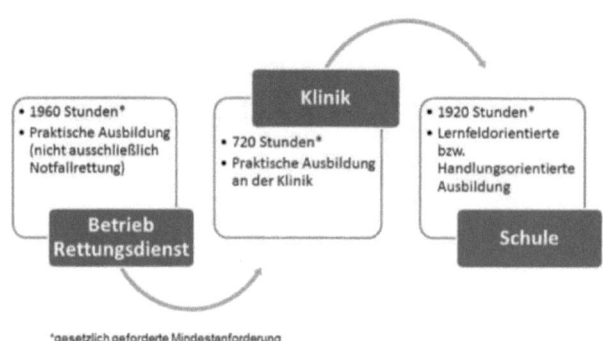

---

[1] Zu Gunsten der einfacheren Lesbarkeit wird sowohl für die männliche wie die weibliche Form die männliche Form verwendet.

S. Seiler – Bachelorarbeit Studiengang B.A. Medizinpädagogik
„Der Effekt von Tutorien im Bereich des Gesundheitswesens:
Ist die Implementierung von Tutorien auch in der Berufsfachschule in der Notfallsanitäterausbildung möglich?"

Die Forderung des Notfallsanitätergesetzes, die Handlungskompetenz der Schüler zu entwickeln, erfordert künftig eine enge Zusammenarbeit und Vernetzung zwischen den einzelnen Ausbildungsorten. Die Qualität des Lernfeldkonzeptes ist in enger Verknüpfung mit der theoretischen und praktischen Verzahnung der dualen Ausbildung zu sehen und wird im Curriculum näher beschrieben. (Ohder, Volz, Schmidt, & al., 2014).

Die Ausbildung zum Notfallsanitäter soll entsprechend dem allgemein anerkannten Stand rettungsdienstlicher, medizinischer und weiterer bezugswissenschaftlicher Erkenntnisse

* ❖ fachliche,
* ❖ personale,
* ❖ soziale und
* ❖ methodische

Kompetenzen zur eigenverantwortlichen Durchführung und teamorientierten Mitwirkung bei der notfallmedizinischen Versorgung und dem Transport von Patienten vermitteln. Dabei sind die unterschiedlichen situativen Einsatzbedingungen zu berücksichtigen. Die Ausbildung soll die Notfallsanitäter außerdem in die Lage versetzen, die Lebenssituation und die jeweilige Lebensphase der Erkrankten, Verletzten und sonstigen Beteiligten sowie deren Selbstständigkeit und Selbstbestimmung in ihr Handeln mit einzubeziehen An der Ausbildung von Notfallsanitätern sind eine Vielzahl von Lehrkräften, Praxisanleitern sowie ärztliche und nicht-ärztliche Mentoren beteiligt. Diese kommen aus verschiedenen Bereichen und Organisationen. Um dieser Herausforderung Rechnung zu tragen, ist es unabdingbar einen Nachweis über das aktuelle Kompetenzniveau zu dokumentieren, was in den einzelnen Ausbildungsabschnitten erreicht wurde. Dieses Ausbildungsnachweis- und Pflichtenheft wird von den Schülern eigenverantwortlich über die dreijährige Berufsausbildung geführt. Das Nachweisheft muss in regelmäßigen Abständen von den Ausbildungsverantwortlichen (Praxisanleitern und Praxisbegleitern) zur Kontrolle und Durchsicht angefordert werden Um allen an der Ausbildung Beteiligten eine Übersicht zu verschaffen, wie die Zusammenarbeit der verschiedenen Ausbildungsbereiche / Lernorte formal geregelt ist, sei im Folgenden der vertragsrechtliche Aspekt aufgelistet:

* Die Schüler schließen einen Ausbildungsvertrag mit dem Ausbildungsträger ab.
* Der Ausbildungsträger entsendet die Schüler an eine staatlich anerkannte Rettungsdienstschule. Grundlagen über die Zusammenarbeit sind in einem Kooperationsvertrag geregelt.
* Die staatlich anerkannte Rettungsdienstschule schließt Ihrerseits Kooperationsverträge mit geeigneten Krankenhäusern ab.

S. Seiler – Bachelorarbeit Studiengang B.A. Medizinpädagogik
„Der Effekt von Tutorien im Bereich des Gesundheitswesens:
Ist die Implementierung von Tutorien auch in der Berufsfachschule in der Notfallsanitäterausbildung möglich?"

Die anerkannte Rettungsdienstschule spielt hierbei eine zentrale Rolle. Die Gesamtverantwortung für die Organisation und Koordination des theoretischen und praktischen Unterrichts sowie der praktischen Ausbildung entsprechend dem Ausbildungsziel trägt die Schule. Die Schule unterstützt die praktische Ausbildung durch Praxisbegleitungen[2] Die für die Ausbildung verantwortliche Behörde wird durch die im betroffenen Bundesland zuständige Stelle benannt (Ohder, Volz, Schmidt, & al., 2014).

Mindestens 720 Stunden (s. Abbildung 1) der praktischen Ausbildung müssen an geeigneten Krankenhäusern stattfinden. Das Krankenhaus muss eine Praxisanleitung sicherstellen. Die Inhalte der praktischen Ausbildung in geeigneten Krankenhäusern werden in der Anlage 3 der NotSan-AprV aufgeführt. Die Ausbildung der Schüler findet überwiegend in genehmigten Lehrrettungswachen des Ausbildungsträgers statt. Der Ausbildungsbetrieb stellt für die Zeit der praktischen Ausbildung die Praxisanleitung durch geeignete Fachkräfte (Praxisanleiter) sicher. Aufgabe der Praxisanleitung ist es, die Schüler schrittweise an die eigenständige Wahrnehmung der beruflichen Aufgaben heranzuführen und den Kontakt mit der Rettungsdienstschule zu halten.

Die **Handlungskompetenz** setzt sich nach der Kultusministerkonferenz in Berlin (2011) wie folgt zusammen:

- **Fachkompetenz**: „Bereitschaft und Fähigkeit, auf der Grundlage fachlichen Wissens und Könnens Aufgaben und Probleme zielorientiert, sachgerecht, methodengeleitet und selbstständig zu lösen und das Ergebnis zu beurteilen." (Sekretariat der Kultusministerkonferenz, Berlin, 2011, S. 14)
- **Personalkompetenz / Selbstkompetenz:** „Bereitschaft und Fähigkeit, als individuelle Persönlichkeit die Entwicklungschancen, Anforderungen und Einschränkungen in Familie, Beruf und öffentlichem Leben zu klären, zu durchdenken und zu beurteilen, eigene Begabungen zu entfalten sowie Lebenspläne zu fassen und fortzuentwickeln. Sie umfasst Eigenschaften wie Selbstständigkeit, Kritikfähigkeit, Selbstvertrauen, Zuverlässigkeit, Verantwortungs- und Pflichtbewusstsein. Zu ihr gehören insbesondere auch die Entwicklung durchdachter Wertvorstellungen und die selbstbestimmte Bindung an Werte." (Sekretariat der Kultusministerkonferenz, Berlin, 2011, S. 14)
- **Methodenkompetenz**: „Bereitschaft und Fähigkeit zu zielgerichtetem, planmäßigem Vorgehen bei der Bearbeitung von Aufgaben und Problemen (zum Beispiel bei der Planung der Arbeitsschritte)." (Sekretariat der Kultusministerkonferenz, Berlin, 2011, S. 15) Methodenkompetenz ist mitverantwortlich dafür, Fachkompetenz aufzubauen und erfolgreich zu nutzen.

---

[2] Siehe auch: §5 (3) NotSanG

S. Seiler – Bachelorarbeit Studiengang B.A. Medizinpädagogik
„Der Effekt von Tutorien im Bereich des Gesundheitswesens:
Ist die Implementierung von Tutorien auch in der Berufsfachschule in der Notfallsanitäterausbildung möglich?"

- **Sozialkompetenz**: „Bereitschaft und Fähigkeit, soziale Beziehungen zu leben und zu gestalten, Zuwendungen und Spannungen zu erfassen und zu verstehen sowie sich mit anderen rational und verantwortungsbewusst auseinanderzusetzen und zu verständigen. Hierzu gehört insbesondere auch die Entwicklung sozialer Verantwortung und Solidarität." (Sekretariat der Kultusministerkonferenz, Berlin, 2011, S. 14).

Die Notfallsanitäterausbildung orientiert sich größtenteils an der Ausbildung der Gesundheits- und Krankenpflege und weist einige Besonderheiten im Vergleich zu anderen nicht-Gesundheitsfachberufen auf (Ohder, Volz, Schmidt, & al., 2014):

- Sie unterliegt im Gegensatz zu anderen Ausbildungsberufen nicht dem Berufsbildungsgesetz (BBiG)
- Für die Ausgestaltung der Ausbildung sind die Länder innerhalb des Rahmens des NotSanG und der NotSan-APrV verantwortlich
- Die Aufsicht über die Ausbildung liegt je nach Bundesland bei unterschiedlichen Behörden (z.B. Sozialministerium in Baden-Württemberg) und unterliegt nicht zwangsläufig der Schulaufsicht der Kultusministerien der Länder

In Berufsfachschulen der Notfallsanitäterausbildung in Baden-Württemberg werden die Lehr-/ Lernveranstaltungen nach modernsten Unterrichtsmethoden und mit neuesten Unterrichtskonzepten abgehalten. Im Rahmen des selbstorganisierten Lernens (SOL[3]) werden beispielsweise von den Schülern Lerntagebücher verfasst. Einmal wöchentlich findet eine Integrationsstunde statt, bei der keine Lehrkräfte anwesend sind. Diese Integrationsstunde dient zur selbstständigen Nachbereitung des Unterrichtsstoffes innerhalb der Kohorte, sowie zur Problemlösung nicht direkt den Unterricht betreffender Fälle. Während der Integrationsstunde finden zeitgleich Lernfeld- oder Klassenlehrerkonferenzen statt. Hier treffen sich wochenweise abwechselnd die Praxisanleiter mit den Dozenten/Klassenlehrern, die im Lernfeld involviert sind. Es findet stets ein reger Kommunikationsaustausch statt, sodass alle an der Ausbildung Beteiligten gut informiert sind.

Die Schüler haben jederzeit die Möglichkeit im Lernort Schule unterschiedliche, ihnen frei zugängliche Räume, wie eine Bibliothek oder einen Aufenthaltsraum, aufzusuchen, wo ihnen Fachliteratur zur Verfügung gestellt wird. Zusätzlich haben die Schüler Tablets und Zugriff auf die schulinterne eLearning-Plattform mit personalisiertem online Zugang zur Weiterleitung auf eine elektronische Bibliothek, auf die sie jederzeit und von überall zugreifen können.

---

[3] Siehe hierfür auch „SOL Selbstorganisiertes Lernen, 2. Auflage" von Herold & Landherr (2014)

S. Seiler – Bachelorarbeit Studiengang B.A. Medizinpädagogik
„Der Effekt von Tutorien im Bereich des Gesundheitswesens:
Ist die Implementierung von Tutorien auch in der Berufsfachschule in der Notfallsanitäterausbildung möglich?"

Bisher existieren außerhalb der Lehr-/ Lernveranstaltungen in der Berufsausbildung der Notfallsanitäter noch keine weiteren Bildungsangeboten.

1.1. Die Definition „Tutorium"

Ein Tutorium wird nach Viererbe (2010, S.61) wie folgt definiert: „Der Begriff Tutorium (engl. *tutorial*) kommt aus den USA. In den 70-er Jahren bezeichnete man die Form des betreuten Lernens als Tutorium (vgl. Huber 1972). Die Grundidee eines Tutoriums ist die Begleitung des Lernprozesses durch eine lehrende Person, genannt Tutor. Der Tutor steuert die Lernarbeit und unterstützt die Lernenden dabei. So eine Lernveranstaltung wird Tutorium genannt. Beim Tutorium im klassischen Bildungskontext handelt es sich um eine direkte Kommunikation zwischen den Tutoren und Lernenden zum Zweck der Vermittlung vom Lernstoff und/ oder fachbezogener Fertigkeiten. Darüber hinaus gibt es schriftliche Tutorien (engl. *tutorials*), es handelt sich dabei um eine schriftliche Anweisung oder Instruktion zu einem bestimmten Thema oder Vorgang. Susanne Göpferich beschreibt schriftliche Tutorien am Beispiel der naturwissenschaftlichen Texte (1995). Sie definiert Tutorials als ‚Mensch/Technikinteraktionsorientierte Texte', die in ihrer kommunikativen Funktion der Textsorte ‚Anleitung' ähnlich sind. [...] Die primäre funktionale Bestimmung schriftlicher Tutorien liegt, laut Göpferich, in der Informationsvermittlung und (Er)Klärung."

Im hochschulischen Kontext findet man den Begriff des Tutoriums meist als Überbrückung des Einstiegs zum Studium (Nauerth, von der Heyden, Rechenbach, & al., 2012). Tutorien sind demnach Lerngruppen, bei denen Studierende höheren Semesters Studierende niedrigeren Semesters anleiten und diese in ihrem Lernprozess unterstützen (Görts, 2011). Auch Lehrkräfte oder Dozenten können die Aufgabe eines Tutors übernehmen, wobei deren die Funktion meist in der sozialen Tätigkeit in beratender und helfender Form übertragen wird (Knauf, 2013). Im ursprünglichen Sinn wurden Tutorien im Hochschulbereich ergänzend zu den Lehrveranstaltungen obligatorisch oder fakultativ angeboten, um eventuell entstehende Probleme zu minimieren (Blumschein, Eigler, Holtgrewe, & al., 2000).

Als *Tutor-learning*-Effekt wird nach Webb & Palincsar (1996) ein Wissenszuwachs bei Tutoren begründet, der durch das Erklären des Lehrstoffes und das Beantworten der von Studierenden gestellten Fragen eine Restrukturierung des Wissens im Gehirn veranlasst. (Roscoe & Chi, 2007) „Diese Restrukturierung führt dazu, dass die Tutoren ihre Wissenslücken identifizieren und überwinden. Damit wird bereits bestehendes Wissen tiefer verarbeitet und neues Wissen entsteht. Dieser Effekt, dass die Tutoren durch die Vermittlung der fachlichen Inhalte das eigene Verständnis vom Stoff reflektieren, den Stoff elaborieren und durch das Stellen und Beantworten von Fragen neues Wissen konstruieren." (Roscoe & Chi, 2007, S. 534 ff.)

S. Seiler – Bachelorarbeit Studiengang B.A. Medizinpädagogik
„Der Effekt von Tutorien im Bereich des Gesundheitswesens:
Ist die Implementierung von Tutorien auch in der Berufsfachschule in der Notfallsanitäterausbildung möglich?"

Peer-Tutoring ist eine Art der Anleitung, in welchem Schüler oder Studierende von anderen Schülern oder Studierenden angelernt, bzw. unterrichtet werden. Der Grundgedanke des *Peer-Tutoring*s ist sehr einfach zu etablieren. Genau deshalb sollte das Tutorienlernen häufiger fest in den Institutionen integriert und implementiert werden als bisher üblich. Studien beweisen, dass Tutorien nicht nur das Lernen effizienter oder für die Lernpartner angenehmer machen, sondern dass es auch einen signifikanten Lernzuwachs bei den Tutoren gibt, die wie professionelle Lehrkräfte agieren. (Goodlad & Hirst, 1989) Das Abstimmen von traditioneller und fortschreitender Lehre bietet neue Möglichkeiten beides intellektuell strukturiert mit einer sozialen Komponente zum Vorteil aller zu verknüpfen. Es gibt den Schülern und Studierenden die Möglichkeit Verantwortung für einander zu übernehmen und sich somit besser auf den späteren beruflichen Alltag vorzubereiten. Es bietet den Lehrkräften mehr Flexibilität und entschleunigt den Berfusalltag durch die Mithilfe der Tutoren, auch kohortenübergreifend aktiv zu werden und Fähigkeiten zielgerichtet zu vermitteln. (Goodlad & Hirst, 1989)

1.2. Wird das Tutorienlernen bereits im Gesundheitswesen umgesetzt?

An einigen Gesundheits- und Krankenpflegeschulen - am Beispiel des St. Vincentius in Karlsruhe - ist das Tutorienlernen bereits fester Bestandteil im Rahmen des selbstgesteuerten Lernens bei der Methodik des POL eingesetzt (Fischer, 2004).

Auch das Projekt "interTUT" an der Charité in Berlin, gefördert vom Robert Bosch Institut, bei denen Lernende untereinander interprofessionelle Teamarbeit stärken wollen, beinhaltet das Konzept (Hölzer & Reichel, 2016).

Demnach stellt sich die Frage, wie effektiv sind Tutorien im Allgemeinen? Gibt es Vorteile für die Tutoren, für die Schüler / Studierenden oder für die Lehrkräfte und Institutionen? Warum gibt es solche Projekte noch nicht im Bereich der Notfallsanitäterausbildung? Ist die Implementierung von Tutorien auch in der Berufsfachschule in der Notfallsanitäterausbildung möglich?

S. Seiler – Bachelorarbeit Studiengang B.A. Medizinpädagogik
„Der Effekt von Tutorien im Bereich des Gesundheitswesens:
Ist die Implementierung von Tutorien auch in der Berufsfachschule in der Notfallsanitäterausbildung möglich?"

2. Ziel der Arbeit

Diese Bachelorarbeit befasst sich mit dem Effekt von Tutorien im Bereich des Gesundheitswesens. Anhand einer systematischen Literaturrecherche soll anhand valider, evidenzbasierter Quellen gezeigt werden, dass die Implementierung und langfristige Umsetzung der Tutorien ein Vorteil aller am Projekt Beteiligten bietet. Es sollen Parallelen zur Gesundheits- und Krankenpflegeausbildung aufgezeigt werden. Auch wenn diese Projekte noch überwiegend im hochschulischen oder universitären Bereich anzufinden sind, wäre es zu überlegen, das Tutorienlernen auch in der Berufsfachschule in der Notfallsanitäterausbildung zu implementieren. Im weiteren Verlauf sollen ebenso Probleme aufgezeigt werden, die möglicherweise im Vergleich zur Gesundheits- und Krankenpflegeausbildung entstehen. Abschließend soll ein Konzept zur möglichen Umsetzung und langfristigen, flächendeckenden Implementierung von Tutorien im Bereich der Notfallsanitäterausbildung erstellt werden.

3. Methoden

3.1. Literaturrecherche Online Datenbanken

Ab Juni 2016 erfolgte eine Literaturrecherche im Bereich des Gesundheitswesens, in welchem das Tutorienlernen als fester Bestandteil in der Ausbildung integriert ist. Hierfür wurden zunächst systematisch ab dem 04. Juni bis zum 28. September 2016 online Datenbanken wir **Pedocs** und **Google Scholar** mit unterschiedlichen Keywords wie „Tutorium", „Gesundheitsberufe und Tutorium", sowie „Tutor, Hochschule, Qualifizierung und Didaktik" durchsucht (s. Abbildung 2). In **Pedcos** erwies sich eine Literatur für das Finden weiterer Primärliteratur sinnvoll. Die Suche nach den Keywords „Gesundheitsberufe und Tutorium" zeigte keine Treffer. In Google Scholar wiederum wurden mit der Filtereinstellung „ab 2012" dennoch weit mehr als 1000 Treffer erzielt, was nach weiterem Clustern zwei interessante Artikel mit Verweisen zu 20 Primärliteraturen verschaffte. Die Keywords „Tutor, Hochschule, Qualifizierung und Didaktik" seit 2010 zeigten auch über 2000 Treffer, wobei auf das BMBF[4]-Projekt FUgE[5] gestoßen und weitere 10 Primärliteraturen gefunden wurden.

---

[4] BMBF = **B**undes**m**inisterium für **B**ildung und **F**orschung
[5] FUgE = **F**örderung der **U**ebergänge und des **E**rfolgs im Studium von pflegeberuflich Qualifizierten

S. Seiler – Bachelorarbeit Studiengang B.A. Medizinpädagogik
„Der Effekt von Tutorien im Bereich des Gesundheitswesens:
Ist die Implementierung von Tutorien auch in der Berufsfachschule in der Notfallsanitäterausbildung möglich?"

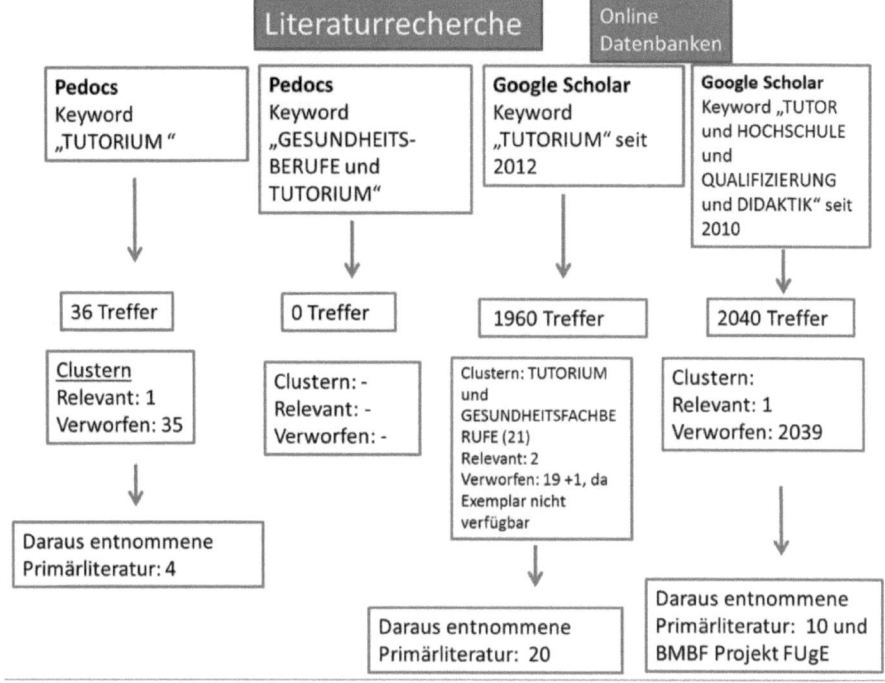

Abbildung 2 Flowchart der Literaturrecherche Online Datenbanken vom 04. Juni bis 28. September 2016 (eigene Quelle)

3.2.   Literaturrecherche Badische Landesbibliothek

Außerdem erfolgte neben der Recherche in online Datenbanken eine Literaturrecherche an der Badischen Landesbibliothek Karlsruhe, die folgende Ergebnisse aufwies (s. Abbildung 3). Die Suche in der Bibliothek eigenen Datenbank mit dem Keyword „Tutorien" lieferte 13 Treffer. Nach dem Clustern erwiesen sich 4 Literaturen als relevant, 9 wurden verworfen. Die Anzahl der daraus entnommenen Primärliteraturen betrug 4.

S. Seiler – Bachelorarbeit Studiengang B.A. Medizinpädagogik
„Der Effekt von Tutorien im Bereich des Gesundheitswesens:
Ist die Implementierung von Tutorien auch in der Berufsfachschule in der Notfallsanitäterausbildung möglich?"

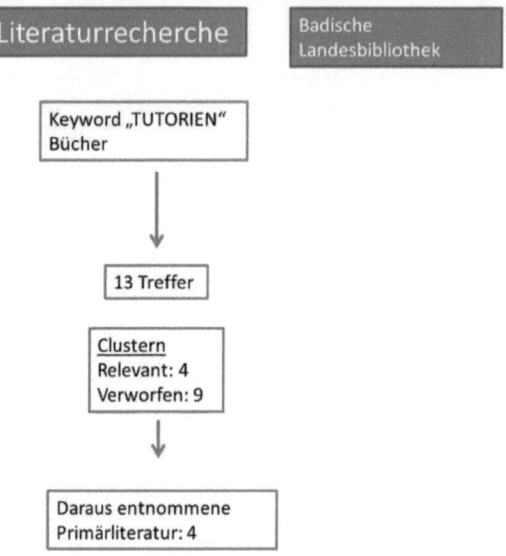

Abbildung 3 Flowchart zur systematischen Literaturrecherche an der Badischen Landesbibliothek in Karlsruhe im September 2016 (eigene Quelle)

3.3. Kontaktaufnahme zu Gesundheits- und Krankenpflegeschulen in Karlsruhe

Des Weiteren wurden am 04. Juni 2016 alle Gesundheits- und Krankenpflegeschulen in Karlsruhe via elektronischer Mail angeschrieben und erfragt, inwieweit dieses Konzept bereits fest in die Berufsausbildung der Gesundheits- und Krankenpflegerinnen integriert ist und ob es persönliche Erfahrungswerte hierzu gibt. Es wurden das Städtisches Klinikum in Karlsruhe, das Vinzentius-Krankenhaus in Karlsruhe, sowie das Diakonissen Krankenhaus in Karlsruhe-Rüppur über die jeweilige Schulleitung kontaktiert. Am 13. Juni 2016 antwortete das Sekretariat der Schulleitung der Gesundheits- und Krankenpflegeausbildung des Städtischen Klinikums in Karlsruhe, dass aufgrund mangelnder personeller Ressourcen keine Beantwortung zum Tutorienlernen in absehbarer Zeit erfolgen könne. Am 20. Juni 2016 erfolgte eine Antwort von einer Diplom-Pflegepädagogin des Vinzentius-Krankenhauses. Sie beschäftigte sich erst vor kurzem mit folglicher Thematik ausführlicher und teilte mit, dass solch ein Projekt seit mehreren Jahren fester Bestandteil der Ausbildung für Gesundheits- und Krankenpfleger in ihrer Einrichtung sei. Sie berichtete von einem Kongress „Lernwelten" 2013 in Krems, bei dem Vorträge und Teilnehmer aus dem deutschsprachigen Raum – Deutschland, Österreich und Schweiz – vertreten waren und

S. Seiler – Bachelorarbeit Studiengang B.A. Medizinpädagogik
„Der Effekt von Tutorien im Bereich des Gesundheitswesens:
Ist die Implementierung von Tutorien auch in der Berufsfachschule in der Notfallsanitäterausbildung möglich?"

unterschiedliche Projekte vorgestellt wurden. Eines der Projekte war aus Berlin namens "interTUT" an der Charité, gefördert vom Robert Bosch Institut mit einem eigenen Handbuch "Was tust du an meinem Patienten?". Ein weiteres Projekt namens „Lerninsel" wird am Spital Uster in der Schweiz durchgeführt, sowie an den Kliniken in Wien, Linz und Salzburg, welche einen Kooperationsvertrag mit Tutorienkonzepten aufweisen. „Damit wurde schon vor mindestens 4-5 Jahren angefangen", so die Pflegepädagogin. „Beim Kongress Lernwelten 2013 in Krems wurde sogar eine Studie dazu vorgestellt." Auf der Homepage der Lernwelten Veranstalter ließ sich leider nur das Programm sowie Downloads zum letztjährigen Veranstaltungstermin finden (Lauterbach, 2000).

Die Diplom-Pflegepädagogin verwies zumal an ihre Schulleiterin, welche sich ebenfalls auf die Mail melden wollte, da diese als Expertin und Verantwortliche in dem Bereich der Pflegeschule aktiv war. Die Schulleiterin meldete sich bis dato nicht mehr.

Das Konzept an der Schule des Vinzentius Krankenhauses sieht wie folgt aus: die Rolle der Tutoren seien Auszubildende im dritten Ausbildungsjahr. Sie begleiten die neuen Auszubildenden des ersten Ausbildungsjahres für zwei Wochen im ersten Praxiseinsatz. Dem entsprechend wird auch die Planung der Praxiseinsätze gestaltet. In einer gemeinsamen Veranstaltung informieren die Tutoren die neuen Auszubildenden über die theoretischen und praktischen Inhalte des Einführungsblocks. Am Ende der zwei Wochen findet ein Abschlussgespräch zur Evaluation zwischen Tutoren und neuen Auszubildenden statt.

Die dritte angeschriebene Gesundheits- und Krankenpflegeschule des Diakonissen Krankenhauses in Rüppur antwortete nicht auf die Mail.

4. Ergebnisse

Die systematische Literaturrecherche zum Thema des Tutorienlernens im Gesundheitswesen lieferte folgende Ergebnisse, die in Unterpunkten gegliedert dargestellt werden.

4.1. Unterscheidung von Tutorien und deren Rollenverständnis

Es gibt unterschiedliche Arten von Tutorien, auf die nun näher eingegangen wird.

- Ein Tutorium als Einführungsveranstaltung dient dabei vorzugsweise den Studierenden als Einstieg, um wichtige Informationen zu ihrem Studiengang zu erhalten und erste Einblicke in die Art des wissenschaftlichen Arbeitens zu

S. Seiler – Bachelorarbeit Studiengang B.A. Medizinpädagogik
„Der Effekt von Tutorien im Bereich des Gesundheitswesens:
Ist die Implementierung von Tutorien auch in der Berufsfachschule in der Notfallsanitäterausbildung möglich?"

bekommen. Hier besteht die Hauptaufgabe der Tutoren auf verständliche Art und Weise Kernaussagen zu präsentieren und diese für die neuen Studierenden transparent zu machen. (Antosch-Bardohn, Beege, & Primus, 2016)

- Des Weiteren gibt es Tutorien als Übungen nach den Lehr-/Lernveranstaltungen. Hierbei ist das Ziel, das neu Erlernte zu repetieren, zu vertiefen und nachhaltig zu festigen. Zum Teil erfolgt hier bereits die konkrete Anwendung und Umsetzung des Lerninhaltes. Die Aufgabe der Tutoren besteht hierbei, offene, ungeklärte Fragen zu beantworten und gegebenenfalls Übungen exemplarisch zu zeigen. Die Kernkompetenz des Tutors liegt darin, komplexe Sachverhalte einfach und verständlich zu transportieren. (Antosch-Bardohn, Beege, & Primus, 2016)

- Als weitere Form des Tutoriums gibt es Tutorien unter Laborbedingungen. Hier geht es vor allem um Sicherheitsunterweisungen und Experimente, die von den neuen Studierenden kennengelernt werden. Dies erfolgt gemeinsam in kleinen Gruppen und dient der Prozessorientierung. (Antosch-Bardohn, Beege, & Primus, 2016)

- Eine weitere Art wäre das Tutorium als Prüfungsvorbereitung, insbesondere bei Klausuren, aber auch bei anderen Prüfungsformen, zur Wiederholung des Unterrichtsstoffes. Es besteht die Möglichkeit den Tutoren Fragen zu stellen, oder umgekehrt, dass die Tutoren den Studierenden mögliche Klausurfragen stellen, die gemeinsam besprochen und bearbeitet werden. Die Tutoren sollen dabei unterstützen, das Wesentliche kurz und prägnant wiederzugeben und Wissenslücken zu schließen. (Antosch-Bardohn, Beege, & Primus, 2016)

- Auch das eLearning stellt eine weitere Möglichkeit dar. Hier geht es um die Unterstützung auch außerhalb der jeweiligen Lehr-/ Lernveranstaltung mithilfe eines elektronischen Kommunikationsmittels - der Online-Plattform. Die Studierenden können die Lösungen ihrer Aufgaben hochladen und erhalten von ihren Tutoren ein – meist schriftliches – Feedback. Die Tutoren erhalten damit die Kompetenz des schriftlichen Moderierens und des Feedback Gebens. (Antosch-Bardohn, Beege, & Primus, 2016)

Studienergebnisse zeigen, dass Studierende eine positivere Einstellung zu den Lerninhalten gewannen, welche Tutorien besuchten. Vor allem bei Lernstoffen, welche häufig als „trocken" und unattraktiv gewertet wurden, erwies sich durch Tutorien eine höhere Affinität zum Lernstoff. Generell existierte bei Tutorien eine gesteigerte Lernmotivation. Dies beweist, dass Tutorienlernen eine gute Lernatmosphäre schaffen und die Bereitschaft des Lernens somit höher ist als ohne Tutorien. (Topping, 1996)

S. Seiler – Bachelorarbeit Studiengang B.A. Medizinpädagogik
„Der Effekt von Tutorien im Bereich des Gesundheitswesens:
Ist die Implementierung von Tutorien auch in der Berufsfachschule in der Notfallsanitäterausbildung möglich?"

Weiter zeigt sich in der Forschung, dass sich Studierende mit tutorieller Begleitung eher mit ihrer Institution verbunden fühlen und sich besser in das neue Umfeld integrieren. Demnach ist die Abbruchquote verringert. (Topping, 1996)

Den Tutoren wird erweislich eine bedeutende Rolle an Verantwortung übertragen, da sie als Bezugsperson für neue Studierende wichtige Aufgaben wahrnehmen und auch Lehraufgaben übernehmen. Sie tragen somit stückweise zum Gelingen der Ausbildung der neuen Studierenden bei, sodass sie ihr Studium erfolgreicher abschließen. (Antosch-Bardohn, Beege, & Primus, 2016)

Einige Untersuchungen zeigen außerdem, dass nicht nur die Studierende von den Tutorien profitieren, sondern auch die Tutoren, die durch das Durchführen einen Leistungszuwachs im jeweiligen Fach- und Themengebiet erlangen. Denn durch das Vorbereiten des Stoffes setzt sich der Tutor genauer und intensiver mit den Lerninhalten auseinander als üblich, um sich auf die Fragen der Studierenden vorzubereiten. Es muss ein klar logischer Zusammenhang hergestellt werden, welcher strukturiert vorbereitet sein muss und mehrere Sichtweisen berücksichtigt. Dadurch erlangen die Tutoren einen mehrperspektifischen Einblick in die Materie und verbessern ihre Methodenkompetenz. (Antosch-Bardohn, Beege, & Primus, 2016)

Im hochschulischen Kontext bildet das Tutorienlernen im Vergleich zum Primar- bzw. Sekundarbereich eher ein Lernen auf Augenhöhe. Das *Peer-tutoring* bietet demnach auch Nachteile, da ein Rollenwechsel innerhalb des Lernortes stattfindet. Einerseits soll ein Anleiten in der Rolle der Lehrkraft durch Tutoren erfolgen, andererseits aber die Rolle des Kommilitonen, mit dem man auch außerschulische Tätigkeiten pflegt, was schlussendlich zu Rollenkonflikten führen kann. (Antosch-Bardohn, Beege, & Primus, 2016)

Je nach Art des Tutoriums empfiehlt es sich deshalb sein Rollenbewusstsein zu stärken und sich die Ziele vor Augen zu führen. Anhand der zu Beginn des Kapitels unterschiedenen Tutorienarten lässt sich die Differenzierung des Rollenverständnisses besser zuordnen. (Antosch-Bardohn, Beege, & Primus, 2016)

- Bei Tutorien als Einführungsveranstaltung wäre demnach die Rolle des Tutors eher als „helfende Hand" anzusehen. Der Tutor spricht in der Sprache des neuen Studierenden, übersetzt anfangs unklare Botschaften und steht diesem beratend zur Seite. (Antosch-Bardohn, Beege, & Primus, 2016)
- In Tutorien als Übung nach einer Lehr-/ Lernveranstaltung ist die Rolle der Tutoren eher die der Lernbegleiter und des Moderators, der auch nach mehrmaligem Erklären geduldig einen Weg findet, den Inhalt verständlich und greifbar zu machen. (Antosch-Bardohn, Beege, & Primus, 2016)

S. Seiler – Bachelorarbeit Studiengang B.A. Medizinpädagogik
„Der Effekt von Tutorien im Bereich des Gesundheitswesens:
Ist die Implementierung von Tutorien auch in der Berufsfachschule in der Notfallsanitäterausbildung möglich?"

- Im Bereich des Labors übernehmen Tutoren die Verantwortung des Supervisors als positives Vorbild im sachgerechten, ordentlichen Umgang mit dem Material. (Antosch-Bardohn, Beege, & Primus, 2016)

- Zur Prüfungsvorbereitung sind Tutoren nicht nur als fachliche Lehrkraft zu sehen, sondern vielmehr auch zur mentalen Unterstützung, da diese bereits die Prüfung erfolgreich bestanden haben und sich sehr gut in die Verfassung der neuen Studierenden hineinversetzen können. (Antosch-Bardohn, Beege, & Primus, 2016)

- Tutorien in Form des eLearnings verlangen von den Tutoren die Rolle des stetigen Beraters und Betreuers, sodass diese nicht nur an einem Lernort präsent sind, sondern sich auch lernortübergreifend mit den Studierenden austauschen und beraten können. (Antosch-Bardohn, Beege, & Primus, 2016)

Demnach sollten vor der Initiierung eines Tutoriums wichtige Rahmenbedingungen geklärt sein, die zum Gelingen beitragen. Die Involvierung der Schulleitung und aller am Projekt Beteiligten stellt die Basis dar. Eine adäquate Teilnehmeranalyse, sowie ein Verantwortlicher (Projektleiter) im Bereich der Lehrkräfte als Ansprechpartner muss benannt und damit vertraut sein, offene Fragen zu klären und das in übergeordneter Instanz zu kontrollieren. (Antosch-Bardohn, Beege, & Primus, 2016)

4.2. Vorteile von Tutorien für Tutoren

Es ergeben sich nach Goodlad & Hirst (1989) folgende Vorteile des Tutorienlernens für die Tutoren:

- Die Tutoren entwickeln ein gestärktes Selbstwertgefühl durch eine Erhöhung der Selbstwirksamkeit und optimieren hierbei ihren Kohärenzsinn im Umgang mit sozialen Kontakten, welches vielleicht im Primar- und Sekundarbereich nicht vollständig entwickelt wurde.

- Sie sehen bereits während des Studiums einen sinnvollen Einsatz des Lernstoffs, welcher ihnen ansonsten zunächst noch nicht bewusst wäre, da man zu diesem Zeitpunkt den Mehrwert und den konkreten anwendbaren Wissenstransfer in die Praxis aufgrund von mangelndem Gesamtwissen noch nicht greifen kann. Durch die Tutorien erhalten sie aber einen größeren effektiven Einblick der Materie und werden somit intrinsisch motiviert ihr persönliches Wissen zu erweitern.

- Tutoren verstärken ihre fachlichen Grundkenntnisse in mehreren Bereichen, da sie anhand der mehrperspektifischen Sichtweise unterschiedliche Einblicke in die Materie erlangen und ihr bereits erworbenes Wissen konstruktivistisch erweitert und besser fundiert wird. Sie wiederholen obligat den Lernstoff und begreifen ihn somit selbst besser.

S. Seiler – Bachelorarbeit Studiengang B.A. Medizinpädagogik
„Der Effekt von Tutorien im Bereich des Gesundheitswesens:
Ist die Implementierung von Tutorien auch in der Berufsfachschule in der Notfallsanitäterausbildung möglich?"

- Tutoren erfahren in ihrer Rolle der Erwachsen und Lehrer, durch die ihnen übertragenen Aufgaben, ein produktiver Teil der Gesellschaft zu sein. Indem ihnen Verantwortung übertragen wird, fühlen sie sich wertgeschätzt, nützlich und aktiv.

- Sie entwickeln Einblicke in den Lehr- / Lernprozess und kooperieren schlussendlich besser mit ihren eigenen Lehrern, da sie selbst die Rolle der Lehrkraft übernehmen und teilweise mit ähnlichen Problemen konfrontiert werden. Das Verständnis gegenüber einer Lehrkraft und derer Tätigkeit wird einem bewusster, in dem man selbst in die Rolle taucht. Man lernt derer Beruf wertzuschätzen. Die Tutoren lernen sich besser zu artikulieren und ihren eigenen Standpunkt zu vertreten. Auch hier entfaltet sich die Personal-, als auch die Methodenkompetenz vorliegende Probleme zu lösen und argumentativ seinen Standpunkt zu vertreten.

- Die kognitiven Fähigkeiten sind besser ausgeprägt, als bei Studierenden, die nur für sich alleine lernen.

- Affektive Fähigkeiten in Form von Empathie im Bereich der sozialen Eigenschaften werden besser erlernt und umgesetzt. Es stärkt das Selbstvertrauen und erweitert die Sozialkompetenz.

4.3. Vorteile von Tutorien für neue Studierende

Neben den oben genannten gibt es auch Vorteile des Tutorienlernens für neue Studierende (Goodlad & Hirst, 1989):

- Sie erhalten von ihren Tutoren individualisierte Unterweisungen in allen Fachbereichen, welche aus finanzieller Sicht durch eine Lehrkraft allein nicht tragbar wäre. Durch einen direkten Ansprechpartner wird den Studierenden allzeit ein Lernbegleiter zur Verfügung gestellt, der besser auf die individuellen Bedürfnisse und Fragen der Studierenden eingehen kann.

- Studierende erfahren somit mehr Unterricht, welches sich nachhaltig bemerkbar macht. Man sagt, dass sich der Lerneffekt im Vergleich zur traditionellen Lehre multipliziert, da viel häufiger über Lernstoff gesprochen und dieser repetiert wird. Es wird viel intensiver über Probleme gesprochen, deren Zeit ein einziger Lehrer nicht aufbringen könnte. Einige Fehler werden dadurch kein zweites Mal begangen, oder sie werden schneller und unproblematischer gelöst.

- Aufgrund des geringen Alters- und Rollenunterschiedes können Studierende besser mit ihren Tutoren kommunizieren. Offene Verständnisfragen werden direkter, meist in altersentsprechender Umgangssprache gestellt und unkomplizierter beantwortet. Lehrkräften gegenüber werden meist aufgrund der divergierenden Rangstruktur nicht alle Fragen ehrlich offenbart, was dem Schamgefühl zugrunde liegt, etwas „Falsches"

S. Seiler – Bachelorarbeit Studiengang B.A. Medizinpädagogik
„Der Effekt von Tutorien im Bereich des Gesundheitswesens:
Ist die Implementierung von Tutorien auch in der Berufsfachschule in der Notfallsanitäterausbildung möglich?"

zu sagen. Gerade bei jüngeren Studierenden zeigt sich häufig, dass diese ihre älteren Lehrkräfte ungern mit gewissen Dingen konfrontierten, da diese meist konventionelle Ansichten vertreten und es folglich zu Missverständnissen kommen kann.

- Neue Studierende können eine soziale Komponente der Kameradschaft von ihren Tutoren erlernen. Wie das Lernen am Modell nach Albert Bandura[6] schauen sie auf ihre Vorbilder und eifern begreiflicherweise Handlungen und zwischenmenschliche Komponenten nach. Sie erfahren von ihren Tutoren institutionelle Rahmenbedingungen, in denen ihnen aufgezeigt wird, welche Verantwortlichkeiten ihnen übertragen werden. Man fühlt sich besser aufgehoben, wenn man einen direkten Ansprechpartner hat und nicht auf sich allein gestellt das Neue meistern muss. Dies ist auch evolutionär bedingt.

- Studien zeigen, dass Studierende oft besser von Tutoren lernen, die keine Fachexperten sind, da sich beide dann intensiver mit der Thematik beschäftigen, um sie zu begreifen. Dies fördert die kognitiven Fähigkeiten und die Fachkompetenz.

4.4. Vorteile von Tutorien für Lehrkräfte

Des Weiteren entstehen auch für Lehrkräfte beim Tutorienlernen Vorteile (Goodlad & Hirst, 1989):

- Zum einen werden die Lehrkräfte von den Tutoren in ihrer Arbeit unterstützt, sodass diese vermehrt ihrem Tagesgeschäft nachgehen können und spezielle, tiefergehende, ergänzende Fragen oder Unklarheiten von den Tutoren beantwortet werden können.

- Durch die Tutorenarbeit werden die Lehrkräfte außerdem in ihrer Tätigkeit entlastet, indem die Tutoren nicht nur ergänzend tätig werden, sondern auch aktiv im Unterrichtsalltag tätig werden und lernbegleitende Aufgaben aktiv übernehmen.

- Ein weiterer positiver Aspekt ist die angenehmere Arbeitsatmosphäre, die dadurch entsteht. Die Tutoren akzeptieren ihre Lehrkräfte teilweise als Kollegen und agieren durch ihre Arbeit in kooperierender Weise unterstützend.

- Das Einbeziehen der Tutoren auch innerhalb des Regelunterrichts ermöglicht eine Separierung der ganzen Kohorte in Kleingruppen. In diesen kann die Lehrkraft gar nicht zeitgleich vertreten sein; dennoch wird durch die Tutoren sichergestellt, dass diese als Moderatoren stellvertretend für die Lehrkraft fungieren und somit das Lernen effizienter wird.

---

[6] siehe hier auch „Self-efficacy. The exercise of control" von Bandura (2012)

S. Seiler – Bachelorarbeit Studiengang B.A. Medizinpädagogik
„Der Effekt von Tutorien im Bereich des Gesundheitswesens:
Ist die Implementierung von Tutorien auch in der Berufsfachschule in der Notfallsanitäterausbildung möglich?"

- Bei häufigerer Anwendung sind die Studierenden mit der Arbeitsweise der Tutoren vertraut und laute Zwischenfälle lassen sich auch von nicht autorisierten Lehrkräften durch Übung disziplinieren.

4.5. BMBF-Projekt FUgE an der Hochschule in Esslingen

Bildungseinrichtungen sollten sich über Formen der Unterstützung über bereits bestehende Bildungsangebote hinaus für Lernende beraten, notwendige neue Lernkonzepte zu generieren (Riedel, Kimmerle, & Bonse-Rohmann, 2015). Eine Möglichkeit nach Webler (2011) wären demnach Tutorien, bei denen in Lerngruppen Studierende von Studierenden höheren Semesters (Tutoren) angeleitet werden (Görts, 2011). Nicht nur Studierende, auch Graduierte oder Dozenten können die Aufgabe eines Tutors übernehmen, deren Aufgabe überwiegend auf der sozialen Komponente beruht (Knauf, 2013). Ein Tutorium soll als Ergänzungsprogramm zu Lehrveranstaltungen gesehen werden (Schaub & Zenke, 2008).

Tutorien werden bereits im Bereich der Pflege beim selbstgesteuerten Lernen in der Methodik des POL eingesetzt (Fischer, 2004). Nicht nur im schulischen Kontext, vielmehr auch im praktischen Wesen ist dies fester Bestandteil der Gesundheits- und Krankenpflege (Fischer, 2004). Nebendies werden diese Programme auch bei Fort- und Weiterbildungseinheiten genutzt, um einen effizienten Wissenszuwachs zu gewährleisten (Fischer, 2004).

Das BMBF -Projekt FUgE (2011-2014) an der Hochschule Esslingen widmete sich unter anderem der pädagogischen Ausgestaltung von Bildungsübergängen im Bereich des Pflegestudiums. Es beinhaltete die Bachelorstudiengänge von Pflege, Pflegemanagement und Pflegepädagogik. Die im Studium bestehenden Lehrveranstaltungen zum wissenschaftlichen Arbeiten wurden, mittels im Vorfeld erhobenen quantitativen und qualitativen Forschungsmethoden, durch freiwillige Bildungsangebote von Übungen und Tutorien ergänzt (Freitag, Buhr, & Danzeglocke, 2015). Beteiligt waren alle Studierenden mit unterschiedlichen berufsbiografischen Voraussetzungen. Die Implementierung dieses Bildungsangebots erfordert den Einbezug in das pädagogische Gesamtkonzept der Institution. Hierfür erforderlich ist die Auseinandersetzung mit dem leitenden Bildungsanspruch. (Evers, 2012) Basierend auf zwei unterschiedlichen didaktischen Elementen wurde der berufspädagogische Begründungsrahmen konstruiert.

1.   Dem Bildungstheoretisches Element, das gleichermaßen die berufliche Qualifizierung und die Persönlichkeitsentwicklung forciert und die Selbst- und Mitbestimmung sowie die Solidarität der Lernenden fördert (Klafki, 2007) und

S. Seiler – Bachelorarbeit Studiengang B.A. Medizinpädagogik
„Der Effekt von Tutorien im Bereich des Gesundheitswesens:
Ist die Implementierung von Tutorien auch in der Berufsfachschule in der Notfallsanitäterausbildung möglich?"

2.   dem gemäßigten Konstruktivismus, bei dem Lernen nicht machbar ist (Arnold, 1999), sondern als eigenständige Konstruktionsleistung der Lernenden verstanden wird (Jank & Meyer, 2011).

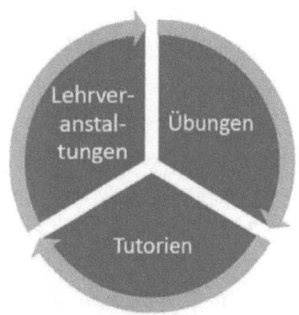

Abbildung 4 Synergetischer Effekt aus Lehrveranstaltungen, Übungen und Tutorien anhand des BMBF-Projekts FUgE **(Bonse-Rohmann & Riedel, Hochschule Esslingen, 2016)**

Es zeigt sich der synergetischer Effekt (s. Abbildung 4) aus Lehrveranstaltungen, Übungen und Tutorien beim BMBF-Projekt FUgE (Bonse-Rohmann & Riedel, Hochschule Esslingen, 2016). Zielsetzung war die Förderung der gelingenden Übergänge sowie die Befähigung zum kritischen Denken und wissenschaftlichen Arbeiten aufgrund der unterschiedlichsten berufsbiografischen Voraussetzungen der Studierenden. Das Tutorium ist als anwendbares Einzelinstrument zu sehen.

Wenn Lernende mit etwas Neuem konfrontiert werden, ist dies mit kognitiven und emotionalen Veränderungen verbunden. Er erfolgt automatisch eine Neubewertung des Lernenden auf beiden Ebenen. Lernende entwickeln somit eine irrelevante, konsonante oder dissonante Haltung zu den neuen Herausforderungen (Festinger, 2012). Die dissonante Haltung kann zwar innere Konflikte auslösen, fördert aber den Kompetenzaufbau entscheidend. Die Reduktion der dissonanten Haltung erfolgt nach Festinger (2012) auf drei unterschiedlichen Wegen:

1. Durch die Änderung der dissonanten Elemente, in dem die eigene Auffassung geändert wird und die kontrastierende Meinung neu interpretiert wird.

2. Durch Hinzufügen neuer kognitiver Elemente, in dem Verständnislücken durch Erklärungsansätze gefüllt werden.

3. Und durch Herabsetzen der Bedeutung der dissonanten Elemente, bei dem eine Überbewertung korrigiert und das Thema beiseitegelegt wird.

Diese Dissonanzen können auch gezielt als didaktisches Moment eingesetzt werden. Indem durch achtsam eingesetzte Fragestellungen zuerst Dissonanzen ausgelöst werden und im Anschluss durch zielführende Aktionen wieder aufzulösen sind (Senge, 2003). Zwischen der Auslösung und der Auflösung kann es zu zeitlichen Verzögerungen kommen (Senge, 2003). Die Dreiklangkomposition des synergetischen Effekts aus Lehrveranstaltungen, Übungen und Tutorien reduziert die zeitliche Verzögerung des Lernprozesses. Es kann durch die zusätzlichen Erfahrungen ein frühzeitiges, nachhaltiges Lernen fördern. Die Redundanzen der Tutorien sind demnach ausdrücklich gewünscht und fördern die Konsolidierungs- und

S. Seiler – Bachelorarbeit Studiengang B.A. Medizinpädagogik
„Der Effekt von Tutorien im Bereich des Gesundheitswesens:
Ist die Implementierung von Tutorien auch in der Berufsfachschule in der Notfallsanitäterausbildung möglich?"

Transferprozesse der dissonanten Elemente und damit die Beschleunigung des Lernprozesses (Senge, 2003).

Mittlerweile sind Tutorien fester Bestandteil der hochschulischen Praxis (Blumschein, Eigler, Holtgrewe, & al., 2000).

Die Tutorien orientieren sich am Prinzip der vollständigen Handlung und an den zur Verfügung stehenden Ressourcen des Persönlichkeits-, Wissenschafts- und Situationsprinzips (Reetz & Seyd, 2006), die im Folgenden näher beschrieben werden.

Das **Prinzip der Ressourcenorientierung** erfolgt durch eine ressourcenorientierte pädagogischer Ausgestaltung. Hierbei geht es im Tutorium sowohl um soziale, als auch um strukturelle Ressourcen. Im Fokus stehen deshalb nach Klotz (2014) Motivation, Haltung und pflegeberufliche Erfahrung im Mittelpunkt der Konzeption. Es ist wichtig, Bildungsangebote, inhaltlich, zeitlich und entwicklungslogisch aufeinander aufzubauen, um die Chance des gelingenden Überganges zu erhöhen.

Das **Prinzip der Persönlichkeitsförderung** beschreibt nicht nur die rein formell berufliche Qualifikation, die durch die Übergänge erlangt wird, sondern vielmehr auch die Persönlichkeitsentwicklung der Lernenden. Versteht man die Persönlichkeitsentwicklung nicht nur anforderungs-, sondern auch subjektbezogen, können die personalen Ressourcen und die Selbstwirksamkeit als Voraussetzung der Selbstbestimmung erhöht werden (Bandura, 2012). Hierbei werden vor allem subjektive Wahrnehmungen betrachtet. Werden eigene Kompetenzen als hoch eingestuft, kann sich dies motivierend auf die weitere Kompetenzentwicklung auswirken (Bandura, 2012). Erreichen Lernende die Gewissheit, neuen oder schwierigen Anforderungssituationen gewachsen zu sein, können Übergänge gut gelingen (Felbinger, 2010).

Das **Wissenschaftsprinzip** beschreibt das wissenschaftliche Arbeiten der Lernenden. Es ist bewiesen, dass das wissenschaftliche Arbeiten gerade bei neuen Studierenden Probleme aufwirft (Rossig & Prätsch, 2011). Die Begründung seien unvollständige Kenntnisse im Umgang mit wissenschaftlichem Arbeiten oder auch der Übungsbedarf, der anfangs nicht vorhanden ist (Balzert, Schröder, & Schäfer, 2011).

Das **Modell der vollständigen Handlung** (s. Abbildung 5) eignet sich sehr gut zur Umrahmung und Gestaltung des Tutorienlernens (Hacker, 1978, Volpert, 1980, 2003). In der pflegerischen Ausbildung ist das Modell bereits teilweise praxiserprobt und fest im Curriculum verankert. Wichtig hierbei sind die sechs Schritte zur Nachvollziehbarkeit der inneren Logik einer Handlung, um diese letztendlich auszuführen. Die komplexe Gesamthandlung wird dadurch in Teilschritte zerlegt und ermöglicht somit ein etappenweises

S. Seiler – Bachelorarbeit Studiengang B.A. Medizinpädagogik
„Der Effekt von Tutorien im Bereich des Gesundheitswesens:
Ist die Implementierung von Tutorien auch in der Berufsfachschule in der Notfallsanitäterausbildung möglich?"

Verständnis im Kontext der vollständigen Handlung. Das chronologische Durchlaufen ist hierbei obligat.

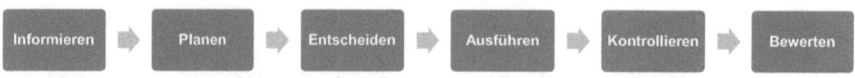

Abbildung 5 Modell der vollständigen Handlung mit sechs chronologisch abzuarbeitenden Teilschritten nach Hacker (1978) und Volpert (1980, 2003)

Demnach müssen Tutoren auf ihre Aufgaben vorbereitet und geschult werden. Sie müssen mit dem Modell der vollständigen Handlung vertraut sein, um den handlungsorientierten Lernprozess prinzipienorientiert begleiten und reflektieren zu können (Bröring & Diesen, 2013).

Untersuchen zufolge lohnt sich der räumliche, finanzielle und personelle Mehraufwand bei der Einführung zusätzlicher Bildungsangebote. Vor allem während der Entwicklungs- und Einarbeitungsphase des Tutorienlernens, sowie bei der Implementierung in das Gesamtkonzept, werden zunächst zusätzliche Ressourcen benötigt, die belegbar langfristig Vorteile bringen (Nauerth, von der Heyden, Rechenbach, & al., 2012).

Auch an Schulen im Gesundheitswesen kommt es zunehmend zu der Problematik bei Bildungsübergängen. Durch die Heterogenität der Schüler, die mit ihren unterschiedlichen Alters- und Entwicklungsstufen und ihrer schulischen- und persönlichen Vorbildungen sehr divergieren, werden sich auch Berufsfachschulen im Gesundheitswesen langfristig mit der Thematik befassen müssen. Diese Übergänge müssen daher mehr als bisher pädagogisch begleitet werden. Da Berufseinstieg und –verbleib sowie die berufliche Handlungskompetenz davon abhängen. In der pflegerischen Ausbildung wird das Tutorienlernen zum Teil bereits umgesetzt. Warum gibt es im Bereich der Notfallsanitäterausbildung noch kein Instrument des Tutorienlernens? Wäre ein Tutorienlernen nicht auch im Bereich der Notfallsanitäterberufsausbildung sinnvoll? Ist die Einführung und Implementierung von Tutorien in der Notfallsanitäterausbildung überhaupt möglich?

5. Diskussion

Die feste Etablierung des Tutorienlernens im Bereich vieler Hochschulen und auch in Berufsfachschulen des Gesundheitswesens zeigt, dass dieses Konzept und Instrument ebenfalls als verwendbareres Einzelinstrument zur Ergänzung der Lehr-/ Lernveranstaltungen in der pädagogischen Didaktik Anwendung findet und zunehmend an

S. Seiler – Bachelorarbeit Studiengang B.A. Medizinpädagogik
„Der Effekt von Tutorien im Bereich des Gesundheitswesens:
Ist die Implementierung von Tutorien auch in der Berufsfachschule in der Notfallsanitäterausbildung möglich?"

Bedeutung gewinnt. Warum dies noch nicht in der Notfallsanitäterausbildung umgesetzt wird, liegt vermutlich daran, dass die Berufsausbildung noch sehr neu ist.

Bei der Transferierung und Implementierung im Bereich der Notfallsanitäterausbildung, welche sich derzeit noch in der Anfangsphase befindet, ergeben sich einige Parallelen zur Gesundheits- und Krankenpflegeausbildung. Auch hier kommen die Schüler mit unterschiedlicher berufsbibliografischer und soziokultureller Vorerfahrung in die Berufsfachschule, was konsekutiv eine große Heterogenität der Lernenden birgt. Außerdem sind mehrere Lernorte, wie Schule und Klinik, beteiligt, die miteinander verknüpft werden (s. Abbildung 6). Ein Unterschied zur Gesundheits- und Krankenpflegeausbildung ergibt sich durch einen weiteren dritten Lernort, den Lernort Rettungswache. Da die Schüler die meiste Zeit am Lernort Rettungswache verbringen (1960 Stunden), muss hier eine sehr enge Vernetzung zwischen Schule und Rettungswache gewährleistet werden. Außerdem kommen die Schüler aus mehreren unterschiedlichen Betrieben und Organisationen, was wiederum eine Heterogenität innerhalb der Kohorte ausmacht. Demzufolge setzen sich auch die Praxisanleiter aus den Betrieben aus ganz unterschiedlichen überregionalen Bereichen zusammen. Nicht alle praxisanleitenden Kollegen sind bis dato bereits Notfallsanitäter (s. §3 (1)1a, (2) NotSan-APrV).

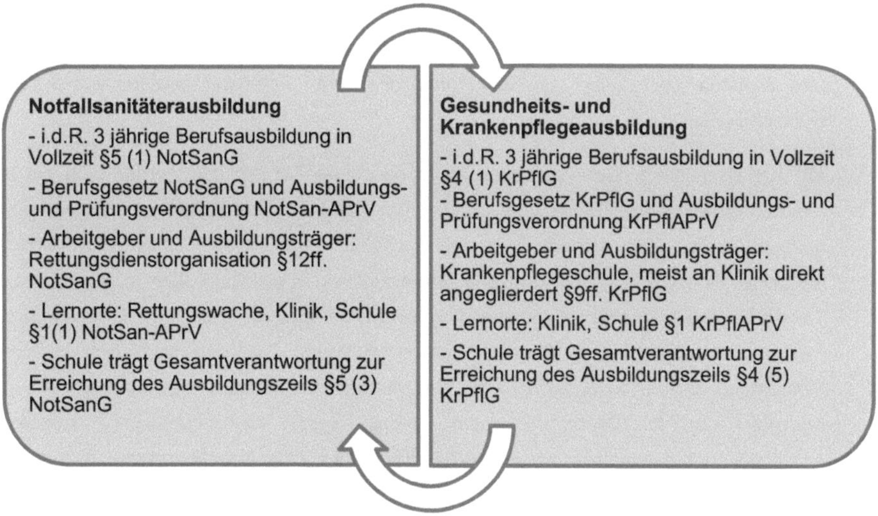

Notfallsanitäterausbildung
- i.d.R. 3 jährige Berufsausbildung in Vollzeit §5 (1) NotSanG
- Berufsgesetz NotSanG und Ausbildungs- und Prüfungsverordnung NotSan-APrV
- Arbeitgeber und Ausbildungsträger: Rettungsdienstorganisation §12ff. NotSanG
- Lernorte: Rettungswache, Klinik, Schule §1(1) NotSan-APrV
- Schule trägt Gesamtverantwortung zur Erreichung des Ausbildungszeils §5 (3) NotSanG

Gesundheits- und Krankenpflegeausbildung
- i.d.R. 3 jährige Berufsausbildung in Vollzeit §4 (1) KrPflG
- Berufsgesetz KrPflG und Ausbildungs- und Prüfungsverordnung KrPflAPrV
- Arbeitgeber und Ausbildungsträger: Krankenpflegeschule, meist an Klinik direkt angegliedert §9ff. KrPflG
- Lernorte: Klinik, Schule §1 KrPflAPrV
- Schule trägt Gesamtverantwortung zur Erreichung des Ausbildungszeils §4 (5) KrPflG

Abbildung 6 Gegenüberstellung Notfallsanitäterausbildung – Gesundheits- und Krankenpflegeausbildung

Das Tutorienlernen auf die Notfallsanitäterausbildung zu übertragen hieße konkret, dass man sich zunächst klar machen sollte, welche Ziele man mit der Einführung des Tutorienlernens verfolgt. Diese sollten klar definiert werden: Alle beteiligten Personen sollten

S. Seiler – Bachelorarbeit Studiengang B.A. Medizinpädagogik
„Der Effekt von Tutorien im Bereich des Gesundheitswesens:
Ist die Implementierung von Tutoren auch in der Berufsfachschule in der Notfallsanitäterausbildung möglich?"

vorher darüber unterrichtet und aufgeklärt werden, damit jedem transparent klar gemacht werde kann, was hinter dem Projekt Tutorien steckt. Eine klare Struktur ist sinnvoll, um sowohl den Tutoren, als auch den Lernenden Hilfsmittel an die Hand zu geben. Wer unterrichtet was wem und zu welchem Zweck? Sich diese Punkte klar zu machen, kann möglich auftretende Probleme verringern (Goodlad & Hirst, 1989). Hierbei sollte zu Anfang die Art des Tutoriums geklärt werden. Ist der Fokus nur auf eine spezielle Art gerichtet? Oder ist es eine Mixtur aus mehreren Tutorienarten, die forciert wird? Um den größtmöglichen Effekt zu erreichen, erscheint es sinnvoll, keine isolierten Tutorien anzubieten. Die Mischung aus mehreren Bereichen deckt sich am besten mit den späteren Anforderungen an einen Notfallsanitäter und dessen Berufsalltag. So wäre eine Symbiose der Tutorienarten (zur Einführung, als Übungen nach Lehrveranstaltungen, zu Skills, bis hin zu Prüfungsvorbereitungen) denkbar. Problematisch könnte sich der Bereich des eLearnings darstellen, da hierfür technische Gegebenheiten gefordert werden, die nicht alle Notfallsanitäter-Berufsfachschulen gleichermaßen leisten können. Da es keine Laborbedingungen in der Notfallsanitäterausbildung gibt, wären stattdessen Skill-Trainings, in denen isoliert Fertigkeiten außerhalb der vollständigen Handlung zur Vertiefung der einzelnen Maßnahmen geübt werden, angebracht. Ein Projektleiter sollte das Tutorienlernen betreuen und als Ansprechpartner fungieren. Er überwacht und kontrolliert das Projekt, weist Rollen zu (Tutor / Lernender) und gibt Hilfestellungen. Der Projektleiter sollte immer eine unterstützende Funktion von Tutoren übernehmen und möglichst auch Gesprächstermine für jene anbieten. Denn auch die Tutoren und alle daran Beteiligten müssen ausreichend geschult werden.

Auf Notfallsanitäterschüler übertragen hieße das, dass Schüler des zweiten oder dritten Ausbildungsjahres als Tutoren, die Schüler des ersten Ausbildungsjahres als Lernende, betreuen. Da die höheren Ausbildungsjahre bereits im Unterricht wichtige Kommunikationsgrundlagen in Form des Lernfeldunterrichts geschult bekamen, lässt sich die Tutorenarbeit sehr gut darauf aufbauen und sie an ihre spätere Tätigkeit als Notfallsanitäter mit Aufstiegsmöglichkeiten (Praxisanleiter) heranführen. Demnach zeigt sich bei der Betrachtung des Ausbildungsplanes für Notfallsanitäter (Anhang 1 – Ausbildungsplan für Notfallsanitäter in Baden-Württemberg), dass die Tutorienzuweisung zwischen Auszubildenden aufeinanderfolgender Ausbildungsjahre am geeignetsten wäre. Zum einen, da Tutoren und neue Schüler in den ersten Wochen der Ausbildung sehr oft parallel in den jeweiligen Lernorten anzutreffen sind (KW 40, 42-44, 50-9, 18, 36-40...), zum anderen, dass der thematisierte Lerninhalt für beide Parteien sehr präsent ist. Würden sich die Tutorien aus dem ersten und dem dritten Ausbildungsjahr zusammensetzen, wäre gerade in der wichtigen Zeit der Einführung selten der direkte Kontakt des selbigen Lernorts gegeben (KW 40, 45-49, 51-1, 24-32) und die Tutoren wären mit großer Wahrscheinlichkeit mehr auf sich selbst und

S. Seiler – Bachelorarbeit Studiengang B.A. Medizinpädagogik
„Der Effekt von Tutorien im Bereich des Gesundheitswesens:
Ist die Implementierung von Tutorien auch in der Berufsfachschule in der Notfallsanitäterausbildung möglich?"

das baldige bevorstehende Examen (KW 36-39) konzentriert, sodass der Tutorienarbeit weniger Aufmerksamkeit zugesprochen werden würde. Das erste Aufeinandertreffen der Schüler und Tutoren wäre bereits in der KW 40. Hier kommen die Schüler das erste Mal in den Lernort Rettungswache und bekommen von ihren Praxisanleitern Allgemeinheiten zum Dienstantritt auf der Rettungswache gezeigt. Die Einführungsveranstaltung des Tutoriums wäre direkt in der ersten Schulwoche der neuen Schüler freitags im Rahmen der Integrationsstunde möglich. Hier sollte auch eine direkte Zuweisung der Tutoren und deren Schülern stattfinden. Am besten geeignet wäre eine Zuweisung anhand der Betriebe. Die Tutorien setzen sich folglich aus Tutoren und Schülern desselben Betriebes zusammen, sodass eine tutorielle Begleitung in allen drei Lernorten gewährleistet werden kann. Hierfür Voraussetzung sind stabile Schülerzahlen, die auch in den kommenden Jahren nicht stark von den Ausgangsteilnehmerzahlen abweichen. Somit ist es möglich, eine eins-zu-eins Betreuung über die ersten beiden Jahre der Berufsausbildung sicherzustellen. Auch der zunächst schwer zugängliche Lernort Klinik könnte hierdurch langfristig besser mit den anderen Lernorten vernetzt werden. Denn die nicht einfach zugänglichen Praxisanleiter der Kliniken, welche häufig wechseln und oft mit innerklinischen Kommunikationsproblemen konfrontiert sind, werden durch die Tutoren besser mit den anderen Lernorten und allen Beteiligten verknüpft, sodass schlussendlich mehr Transparenz für die Notfallsanitäterausbildung geschaffen werden kann.

Es sollte außerdem eine logistische Infrastruktur aufgebaut sein, sodass sich die Schüler in separaten Räumen einfinden können, in denen sie tätig werden können. Hier bietet sich am Lernort Schule eine Art Bibliotheksraum an, in der die Schüler Zugang zu Literatur haben und sich störungsfrei austauschen können. Für den Lernort Rettungswache wäre ein Schulungsraum mit Internetanschluss und ggf. Fachliteratur empfehlenswert. Problematisch stellt sich wieder der Lernort Klinik dar. Hier wird es kaum möglich sein, den Schülern einen eigenen Raum zum Arbeiten zur Verfügung zu stellen.

Es spräche dafür, gerade die nicht sehr beliebten Themen von physikalischen und biochemischen Grundlagen, aber auch Anatomie, Physiologie und Pathophysiologie als ergänzende theoretische Lehrsequenz im Tutorium zu vermitteln. Dadurch würde sich auch die Fachkompetenz im Bereich der notfallmedizinischen Expertise erweitern, da durch einzelne nicht repräsentativ valide Dozenten- und Praxisanleiterbefragungen berichtet wurde, dass vor allem im Bereich des anatomischen – und physiologischen Grundwissens im Vergleich zur Ausbildung der Rettungsassistenten ein Defizit festzustellen sei. Um diese Lücke schließen zu können, würde sich das Tutorienlernen abermals anbieten. Die Lernenden erhielten von ihren Tutoren individuelle Unterweisungen und mehr Unterricht, als es anhand von Lehrveranstaltungen angeboten werden könnte.

S. Seiler – Bachelorarbeit Studiengang B.A. Medizinpädagogik
„Der Effekt von Tutorien im Bereich des Gesundheitswesens:
Ist die Implementierung von Tutorien auch in der Berufsfachschule in der Notfallsanitäterausbildung möglich?"

Durch das Tutorienlernen würde das Aufgaben- und Verantwortungsbewusstsein der Tutorien, aber auch der Lernenden steigen und sie bekämen eine nähere Verbundenheit sowohl zu ihrer Schule, als auch in den jeweiligen Betrieben und letztendlich erfahren sie somit, was ihnen in ihrem späteren Berufsleben für Verantwortung zugesprochen wird. Um ein gelingendes Tutorienlernen einzuführen ist es deshalb wichtig, den Tutoren ihre verantwortungsvolle und anspruchsvolle Aufgabe transparent näher zu bringen. Sie müssen demnach tätigkeitsvorbereitend und –begleitend didaktische Kompetenzen erwerben, welche durch den Projektleiter des Tutoriums und dessen Kollegen geschult werden. Tutoren sollten belegbar in der Lage sein als Leitung eine Verantwortung zu übernehmen, nebendies aber auch gewisse Verantwortung an die ihnen zugeteilten Lernenden abzugeben und das Bindeglied zwischen Sachorientierung anhand des Curriculums und der Bedürfnisorientierung der Teilnehmenden erkennen. Sie müssen die Tutorien planen, durchführen und evaluieren und die darin beteiligten Gruppenprozesse steuern können. Ein gemeinsames auf die Teilnehmer zugeschnittenes Lernen soll durch diese gestaltet werden. Die Tutoren wirken in ihrem Handeln durch die didaktische Qualifizierung nicht nur indem sie zur Wissensvermittlung beisteuern, sondern vielmehr auch wie sie dies machen (Knoll, 2006). Dadurch bieten die Lehrenden nicht nur die Didaktik, sondern handeln gleichzeitig auch didaktisch, sodass Lerninhalt und –prozess gleichermaßen betroffen sind. Hierbei kommt das Modelllernen wieder stark zum Tragen (Bandura, 2012). Den Teilnehmern der Tutorien wird abermals ein interdisziplinäres Handeln abverlangt, um einen Transfer in die berufliche Praxis herzustellen. Daher ist der Bezug zum Fachlichen als auch zum Didaktischen für den Qualifizierungsprozess maßgebend, um beides wie auch in der späteren Tätigkeit zu erfahren (Knoll, 2006). Nicht nur die zu Beginn angebotene Schulung stellt einen Grundstock dar, sondern auch die stetige Fort- und Weiterbildung mit Evaluation des Projekts sollten berücksichtigt werden. Der enge Erfahrungsaustausch und permanente Kontakt stehen im Fokus. Kommunikative Aspekte, wie Gesprächsführung, Feedback-Gabe, Organisation und Umgang mit Zwischenfällen müssen in der Schulung thematisiert werden. Handlungsoptionen müssen aufgezeigt und besprochen werden.

Obwohl die Einführung eines Tutorienlernens zunächst mit einem personellen, finanziellen und logistischen Mehraufwand einhergeht, zeigen etliche Studien, dass der folgliche Vorteil langfristig nicht nur den Lernenden, sondern auch den Lehrenden und der Institution dient. Bei Beachtung der Prinzipien und dem Modell der vollständigen Handlung sollten alle Beteiligten ausreichend geschult werden und ein Projektleiter definiert werden, um das Tutuorienlernen federführend zu betreuen und den Prozess zu begleiten.

Im späteren Verlauf können ganz nach dem *peer-to-peer*-Prinzip Tutoren weitere Tutoren ausbilden und professionell qualifizieren. Dies wäre zeitlich zwischen KW 36-40 denkbar.

S. Seiler – Bachelorarbeit Studiengang B.A. Medizinpädagogik
„Der Effekt von Tutorien im Bereich des Gesundheitswesens:
Ist die Implementierung von Tutorien auch in der Berufsfachschule in der Notfallsanitäterausbildung möglich?"

Hier sind das zweite und dritte Ausbildungsjahr zeitgleich im Lernort Rettungswache, sodass die Tutoren die neuen Tutoren auf ihre Zeit vorbereiten können, um die neuen Schüler ab KW 40 im Lernort Rettungswache, bzw. KW 42 im Lernort Schule empfangen zu können.

Wichtig erscheint der enge Erfahrungsaustausch zwischen den Lernorten, aber auch zwischen anderen Institutionen der Berufsfachschulen im Gesundheitswesen gerade in der Etablierungsphase, um sich bei Schwierigkeiten gegenseitig helfen zu können und somit eine Absicherung des Vorhabens gewährleistet werden kann.

Meines Erachtens ließe sich das Tutorienlernen auch auf die Notfallsanitäterausbildung adaptieren. In Punkt 5.1 ist hierfür ein mögliches Konzept zur Implementierung und Integrierung von Tutorien in der Notfallsanitäterausbildung erarbeitet worden.

5.1. Konzept zur Implementierung und Integrierung des Tutorienlernens in der Notfallsanitäterausbildung

Tabelle 1 Checkliste zur Implementierung des Tutorienlernens in der Notfallsanitäterausbildung. Modifiziert nach Antosch-Bardohn, Beege, & Primus (2016, S. 49)

Was muss zunächst geklärt werden?	Was bedeutet das konkret?	Was ist noch zu tun? Verantwortlichkeiten
Rahmenbedingungen		
Format des Tutoriums	Lernort Schule: Einführung, Übungen nach Lehrveranstaltungen, Skills, Prüfungsvorbereitungen Lernort Rettungswache: Einführung, Übungen nach Praxisanleitungen, Skills Lernort Klinik: Einführung, Übungen nach Praxisanleitungen, Skills	
Zeit	Tag / Uhrzeit / Turnus	Lernort Schule: Integrationsstunde freitags ab 14.00 Uhr Lernort Rettungswache: 1x wöchentlich im Betrieb Lernort Klinik: 1x vor, ggf. 1x während, 1x nach dem Klinikblock
Ort	Raum / Größe des Raums / Lernende über Raum informieren	Lernort Schule: Bibliothek Lernort Rettungswache: Schulungsraum

S. Seiler – Bachelorarbeit Studiengang B.A. Medizinpädagogik
„Der Effekt von Tutorien im Bereich des Gesundheitswesens:
Ist die Implementierung von Tutorien auch in der Berufsfachschule in der Notfallsanitäterausbildung möglich?"

		Lernort Klinik: Aufenthaltsraum
Ziele des Tutorium	Ziel im Lehrplan	Förderung der Bildungsübergänge und Forcierung der Entwicklung von Fach-, Sozial-, Methoden- und Personalkompetenz von Tutoren und Schülern
Inhalte	Ausbildungsinhalte / ggf. systematische Aufteilung der Inhalte unter den Tutoren / hilfreiche ergänzende Informationen und Materialien zu Ausbildung und Tutorium	Erklärung des Ausbildungs- und Pflichtenhefts Erklärung der Lernfelder und –situationen Lernfeld- und Ausbildungsziele aufzeigen Erklärung des Projekts Tutorium (Initiierung, Prozess, Ziele, Evaluation)
Schüler / Tutoren / Lehrkräfte und Praxisanleiter	Anmeldefrist Tutorium / Anzahl der Tutoren / Anzahl der neuen Schüler	Projektleiter informiert Tutoren, Schüler und Kollegen Zuweisung der Tutoren und Schüler
Erwartungen	Erwartungen von Seiten der Tutoren / des Projektleiters / der Lehrkräfte / Praxisanleiter	Treffen für Absprachen von Tutoren und Projektleiter Treffen für Absprachen von Lehrkräften / Praxisanleitern und Projektleiter
Abschluss	Weitere Aufgaben außerhalb des Tutoriums	Information und Rücksprache mit der Schulleitung über das Projekt Tutoren als Ansprechpartner für alle Lernorte Ggf. Weiterentwicklung des Projekts: Tutoren schulen nach einem Jahr neue

S. Seiler – Bachelorarbeit Studiengang B.A. Medizinpädagogik
„Der Effekt von Tutorien im Bereich des Gesundheitswesens:
Ist die Implementierung von Tutorien auch in der Berufsfachschule in der Notfallsanitäterausbildung möglich?"

		Tutoren
Hilfe	Hilfestellungen	Projektleiter als Ansprechpartner für Rückfragen und Hilfestellungen
Teilnehmenden-Analyse		
Vorwissen	Von Tutoren / Schülern / Lehrkräften / Praxisanleitern zum Tutorienlernen	Projektleiter erfragt das Vorwissen von den Tutoren / Lehrkräften / Praxisanleitern / Schülern über das Tutorienlernen
Erwartungen	Erwartungen der Tutoren / Schüler / Lehrkräfte / Praxisanleiter vom Tutorium	Projektleiter erfragt die Erwartungen von den Tutoren / Schülern / Lehrkräften / Praxisanleitern über das Tutorienlernen
Einstellung zum Thema	Einstellung der Tutoren / Schüler / Lehrkräfte / Praxisanleiter zum Thema Tutorium	Projektleiter erfragt die Einstellung von den Tutoren / Schülern / Lehrkräften / Praxisanleitern zum Thema Tutorienlernen
Zusammensetzung der Schüler	Weitere ausbildungsrelevante Vorerfahrungen der Schüler und Tutoren Zusatzwissen	Projektleiter erfragt die weiteren ausbildungsrelevanten Vorerfahrungen (Zusatzwissen) von den Tutoren / Schülern
Stimmungslage der Teilnehmer	Aktuelle Stimmungslage der Tutoren / Schüler / Lehrkräfte / Praxisanleiter zum Zeitpunkt des Tutoriums	Projektleiter erfragt die aktuelle Stimmungslage von den Tutoren / Schülern / Lehrkräften / Praxisanleitern zum Zeitpunkt des Tutoriums → ständige Reevaluation während des Projekts

S. Seiler – Bachelorarbeit Studiengang B.A. Medizinpädagogik
„Der Effekt von Tutorien im Bereich des Gesundheitswesens:
Ist die Implementierung von Tutorien auch in der Berufsfachschule in der Notfallsanitäterausbildung möglich?"

Anhand der nach Antosch-Bardohn, Beege, & Primus (2016, S. 49) modifizierten Checkliste (s. Tabelle 1) zur Implementierung von Tutuorien in der Notfallsanitäterausbildung lässt sich erkennen, welche Vorüberlegungen zunächst getroffen werden müssen. Rahmendigungen müssen geklärt werden. Zu allererst sollte eine Information der Schulleitung erfolgen, um die nötige personelle, finanzielle und logistische Unterstützung des Projekts zu bekommen. Ist diese nicht involviert, wird das Tutorienlernen zum Scheitern verurteilt sein. Demnach sollte die Schulleitung auch über alle weiteren Schritte informiert werden. Ein weitere Überlegung zu den Rahmenbedingungen beinhaltet das Format des Tutoriums. Es wäre von daher sinnvoll, meherer Tutorienarten miteinander zu verknüpfen, um ein möglichst großes Spektrum der Ausbildung abzubilden und somit eine adäquate Vorbereitung für das spätere Berfusleben herzustellen. Um alle drei Lernorte gut miteinander verbinden zu können, sollten für jeden Lernort so gut wie möglich feste Zeiten definiert werden, an denen die Tutorien stattfinden. Außerdem sollte auch gleich Räume benannt werden, in welchen die Tutorien abgehalten werden und diese den Beteiligten mitgeteilt werden. Die Räume könnten ggf. auch variiert werden, wenn es die Situation oder der Umstand verlangt. Die Ziele sollten ganz klar im Lehr- und Jahresplan der Ausbildung für die entsprechenden Ausbildungsjahre niedergeschrieben werden, sodass man sich diese stetig vor Augen führen und im Bedarfsfall darauf zurückgreifen kann. Das Richtziel für alle Tutoren und Schüler stellt die bessere Entwicklung und Erlangung umfangreicher Fach-, Sozial-, Methoden- und Personalkompetenzen dar. Die Inhalte sollten zu Beginn aus der Erklärung des Ausbildungs- und Pflichtenheftes, des Lernfeldunterrichts und des Ausbildungszieles bestehen. Im Verlauf fokussieren sich die Aufgaben der Tutoren als untertützender Lernberater /-begleiter an allen Lernorten. Gegen Ende sollte eine Evaluation des Gesamtprojekts stattfinden. Der federführenden Projektleiter informiert alle an der Ausbildung beteiligten über das Projekt und koordiniert Anmeldung, -sfristen und die Zuweisung von Tutoren und Schülern. Es sollte eine eins-zu-eins Zuteilung der Schüler aufeinanderfolgender Ausbildungsjahre erfolgen, bei dem darauf zu achten ist, dass Tutoren und Schüler aus dem selben Betrieb sind, da ansonsten eine Betreuung außerhalb des Lernorts Schule schwierig wird. Ein Vorabtreffen von Tutoren und Projektleiter dient zum Austausch der Erwartungen an das Projekt. Hier können auch weitere Aufgaben außerhalb des Tutoriums angesprochen und gemeinsam geklärt werden. Hierfür würde sich beispielsweise die Fortentwicklung des Projekts – Tutoren schulen nach einem Jahr neue Tutoren – anbieten. Außerdem sollte innherlab einer Lernfeldkonferenzt auch den anderen Lehrkräften und Praxisanleitern das Projekt näher gebracht und deren Erwartungen erfragt werden. Wichtig ist gerade in der Anfangsphase, dass der Projektleiter als Ansprechpartner dient und Termine für Hilfestellungen und mögliche   Rückfragen   anbietet.

In der Teilnehmeranalyse geht es darum, das Vorwissen aller Beteiligten zum Tutorienlernen

S. Seiler – Bachelorarbeit Studiengang B.A. Medizinpädagogik
„Der Effekt von Tutorien im Bereich des Gesundheitswesens:
Ist die Implementierung von Tutorien auch in der Berufsfachschule in der Notfallsanitäterausbildung möglich?"

zu erfragen. Falls in den Rahmendigungen noch nicht ausreichend geklärt, wird hier auch nochmal auf die Erwartungen eingegangen, diesmal stehen die Schüler im Mittelpunkt. Als weiterer Schritt sollte die Einstellung zum Thema euriert werden. Wie wichtig ist den Teilnehmern das Projekt? Welche Motivation steckt dahinter, das Tutorienlernen erfolgreich umzusetzen? Nebendies sollten in der Teilnehmeranalyse noch ausbildungsrelevante Vorerfahrungen von Tutoren und Schülern erfragt werden. Gibt es jemanden, der bereits an ähnlichen Projekten teilgenommen hat? Hat jemand schon eine Ausbildung im Gesundheitswesen absolviert? Hat jemand ein Freiwilliges Soziales Jahr nach der Schule gemacht und kann von seinen Erfahrungen berichten? Zuletzt sollte eine Stimmungsabfrage erfolgen. Der Projektleiter erfragt diese bei den Schülern und Tutoren zu Beginn und reevaluiert diese im Prozess.

Sind diese Punkte bearbeitet, steht einer Implementierung des Tutorienlernens in der Notfallsanitäterausbildung nichts mehr im Wege.

6. Zusammenfassung

Mittlerweile sind Tutorien fester Bestandteil der hochschulischen Praxis (Blumschein, Eigler, Holtgrewe, & al., 2000). Sie orientieren sich am Prinzip der vollständigen Handlung und an den zur Verfügung stehenden Ressourcen des Persönlichkeits-, Wissenschafts- und Situationsprinzips (Reetz & Seyd, 2006). Der Effekt von Tutorien lässt sich in einigen Studienergebnissen zeigen: Studierende gewannen eine positivere Einstellung zu den Lerninhalten, welche Tutorien besuchten. Vor allem bei Lernstoffen, welche häufig als „trocken" und unattraktiv gewertet wurden, erwies sich durch Tutorien eine höhere Affinität zum Lernstoff. Generell existierte bei Tutorien eine gesteigerte Lernmotivation. Dies beweist, dass Tutorien eine gute Lernatmosphäre schaffen und die Bereitschaft des Lernens somit höher ist als ohne Tutorien (Topping, 1996). Einige Untersuchungen zeigen außerdem, dass nicht nur die Studierende von den Tutorien profitieren, sondern auch die Tutoren, die durch das Durchführen einen Leistungszuwachs im jeweiligen Fach- und Themengebiet erlangen (Antosch-Bardohn, Beege, & Primus, 2016). Vorteile bietet das Projekt das Tutoriums demnach nicht nur für Studierende und Tutoren, sondern auch für die Institution und deren Lehrkräfte (Antosch-Bardohn, Beege, & Primus, 2016). Weiter zeigt sich in der Forschung, dass sich Studierende mit tutorieller Begleitung eher mit ihrer Institution verbunden fühlen und sich besser in das neue Umfeld integrieren. (Topping, 1996). Tutoren tragen stückweise zum Gelingen der Ausbildung der neuen Studierenden bei, sodass sie ihr Studium erfolgreicher abschließen. (Antosch-Bardohn, Beege, & Primus, 2016)

S. Seiler – Bachelorarbeit Studiengang B.A. Medizinpädagogik
„Der Effekt von Tutorien im Bereich des Gesundheitswesens:
Ist die Implementierung von Tutorien auch in der Berufsfachschule in der Notfallsanitäterausbildung möglich?"

Je nach Art des Tutoriums ist das Rollenverständnis des Tutors gegenüber dem Studierenden ein anderes.

Tutorien werden bereits im Bereich der Pflege beim selbstgesteuerten Lernen in der Methodik des POL eingesetzt (Fischer, 2004). Nicht nur im schulischen Kontext, vielmehr auch im praktischen Wesen ist dies fester Bestandteil der Gesundheits- und Krankenpflege (Fischer, 2004).

Untersuchen zufolge lohnt sich der räumliche, finanzielle und personelle Mehraufwand bei der Einführung zusätzlicher Bildungsangebote. Vor allem während der Entwicklungs- und Einarbeitungsphase des Tutorienlernens, sowie bei der Implementierung in das Gesamtkonzept, werden zunächst zusätzliche Ressourcen benötigt, die belegbar langfristig Vorteile bringen (Nauerth, von der Heyden, Rechenbach, & al., 2012).

Auch an Schulen im Gesundheitswesen müssen die Übergänge mehr als bisher pädagogisch begleitet werden. Da Berufseinstieg und –verbleib sowie die berufliche Handlungskompetenz davon abhängen. Aufgrund vieler Parallelen zur Gesundheits-und Krankenpflegeausbildung wäre das Projekt des Tutoriums auch im Bereich der Notfallsanitäterausbildung denkbar und umsetzbar, obwohl es einen dritten Lernort gibt, den es eng mit den anderen Lernorten zu verknüpfen gilt.

Es wurde ein Konzept zur Implementierung von Tutorien in der Berufsfachschule im Bereich der Notfallsanitäterausbildung am Beispiel Baden-Württemberg erstellt.

Das Wichtigste hierbei ist, das Tutorienlernen fest im Curriculum und im Rahmenlehrplan zu verankern, sodass dieses zum integrativen Bestandteil der Ausbildung zählt. Eine transparente Arbeitsweise, klare Instruktionen und Vorgaben, sowie gut geschulte Teilnehmer, unter der Führung eines Projektleiters, sind Voraussetzung.

Peer-tutoring sollte daher von allen Lehrkräften als moderne Methode zur Unterrichtsgestaltung angesehen werden, um Unterricht effektiver zu gestalten. Es soll nicht als isoliertes Instrument im Unterrichtsalltag angesehen werden. Vielmehr dient es als Einzelinstrument ergänzend zu weiteren Methoden, um eine größere Nachhaltigkeit zu erzielen (Goodlad & Hirst, 1989).

S. Seiler – Bachelorarbeit Studiengang B.A. Medizinpädagogik
„Der Effekt von Tutorien im Bereich des Gesundheitswesens:
Ist die Implementierung von Tutorien auch in der Berufsfachschule in der Notfallsanitäterausbildung möglich?"

7. Literaturverzeichnis

Antosch-Bardohn, J., Beege, B., & Primus, N. (2016). *Tutorien erfolgreich gestalten - Ein Handbuch für die Praxis*. Paderborn: Ferdinand Schöningh Verlag.

Arnold, R. (1999). Lernkulturwandel: Begriffstheoretische Klärungen und erwachsenenpädagogische Illustrationen. (E. Nuissl von Rein, C. Schiersmann, H. Siebert, & e. al., Hrsg.) *Neue Lernkulturen: REPORT Literatur- und Forschungsreport Weiterbildung*(99), S. 31-37.

Balzert, H., Schröder, M., & Schäfer, C. (2011). *Wissenschaftliches Arbeiten (2. Auflage)*. Dortmund: W3L GmbH.

Bandura, A. (2012). *Self-efficacy. The exercise of control (12. Auflage)*. New York: Freeman.

Blumschein, P., Eigler, G., Holtgrewe, H. et al. (2000). Besser Lehren. Praxisorientierte Anregungen und Hilfen für Lehrende in Hochschule und Weiterbildung. *Lehrveranstaltung mit Tutoriat - Praxis und Möglichkeiten der Organisation*(9).

Bonse-Rohmann, P. D., & Riedel, P. D. (2014). *FUgE – Förderung der Uebergänge und des Erfolgs im Studium von pflegeberuflichen Qualifizierten*. Esslingen.

Bonse-Rohmann, P. D., & Riedel, P. D. (2014). *Zusammenfassung der Ergebnisse und Maßnahmen des Projekts FUgE*. Esslingen.

Bonse-Rohmann, P. D., & Riedel, P. D. (17. Juli 2016). *Hochschule Esslingen*. Von http://www.hs-esslingen.de/de/the-university/faculties/social-work-health-care-and-nursing-sciences/research/research-projects/abgeschlossene-projekte/fuge.html abgerufen

Bröring, N., & Diesen, T. (2013). *Von qualifizierten Tutor/innen und ihren Vorstellungen. Tutorienarbeit im Diskurs: Qualifizierung für die Zukunft*. (H. Kröpke, & A. Ladwig, Hrsg.) Berlin: Lit.

Evers, T. (2012). *Die besondere Ungewissheit im Handeln. Schlüsselprobleme gerontopsychiatrischer Pflegepraxis: die Analyse beruflicher Kompetenzen zur Konstruktion von Curricula am Beispiel gerontopsychiatrischer Pflege*. Frankfurt am Main: Peter Lang.

Felbinger, A. (2010). *Kohärenzorientierte Lernkultur: ein Modell für die Erwachsenenbildung* . Wiesbaden: Verlag für Sozialwissenschaften.

Festinger, L. (2012). *Theorie der kognitiven Dissonanz (2. Auflage)*. Bern: Huber.

S. Seiler – Bachelorarbeit Studiengang B.A. Medizinpädagogik
„Der Effekt von Tutorien im Bereich des Gesundheitswesens:
Ist die Implementierung von Tutorien auch in der Berufsfachschule in der Notfallsanitäterausbildung möglich?"

Fischer, R. (2004). *Problemorientiertes Lernen in Theorie und Praxis - Leitfaden für Gesundheitsfachberufe.* Stuttgart: W. Kohlhammer GmbH.

Freitag, W., Buhr, R., & Danzeglocke et al. (2015). *Übergänge gestalten. Durchlässigkeit zwischen beruflicher und hochschulischer Bildung erhöhen.* Münster: Waxmann.

Goodlad, S., & Hirst, B. (1989). *Peer Tutoring - A Guide to Lerning by Teaching.* London: Kogan Page.

Görts, W. (2011). *Tutoreneinsatz und Tutorenausbildung: Studierende als Tutoren, Übungsleiter, Mentoren, Trainer, Begleiter und Coaches - Analysen und Anleitung für die Praxis.* Bielefeld: UVW Universitäts Verlag.

Hacker, W. (1978). *Allgemeine Arbeits- und Ingenieurpsychologie: psychische Struktur und Regulation von Arbeitstätigen (2. Auflage).* Bern: Huber.

Herold, M., & Landherr, B. (2014). *SOL Selbstorganisiertes Lernen (2. Auflage).* Kronach: Schneider Verlag Hohengehren.

Hölzer, D. H., & Reichel, K. (17. Juli 2016). *Charité Universitätsmedizin Berlin.* Von https://aco.charite.de/studierende/lernzentrum/tutorien/interprofessionelle_tutorien/ abgerufen

Jank, W., & Meyer, H. (2011). *Didaktische Modelle (10. Auflage).* Berlin: Cornelsen Verlag Scriptor GmbH & Co. KG.

Klafki, W. (2007). *Neue Studien zur Bildungstheorie und Didaktik. Zeitgemäße Allgemeinbildung und kritisch-konstruktive Didaktik (6. Auflage).* Weinheim, Basel: Beltz.

Klotz, U. (2014). *Generalistische Ausbildung aus der Perspektive einer Altenpflegeschule.* Abgerufen am September 2016 von https://www.dbfk.de/media/docs/download/Allgemein/Generalistische-Ausbildung-in-der-Pflege_2014.pdf

Knauf, H. (2013). *Tutorenhandbuch: Einführung in die Tutorenarbeit (7. Auflage).* Bielefeld: Universitätsverlag Webler.

Knoll, J. (2006). *From Teaching to Learning - Didactics of Higher Education as an Area for Quality Management.* (M. Fremery, & M. Pletsch-Betancourt, Hrsg.) Frankfurt / London.

S. Seiler – Bachelorarbeit Studiengang B.A. Medizinpädagogik
„Der Effekt von Tutorien im Bereich des Gesundheitswesens:
Ist die Implementierung von Tutorien auch in der Berufsfachschule in der Notfallsanitäterausbildung möglich?"

Lauterbach, D. A. (2000). *Lernwelten.* Abgerufen am Juni 2016 von Lernwelten: http://lernwelten.info

Nauerth, A., von der Heyden, R., Rechenbach, S. et al. (2012). *Hochschuldidaktik in Übergängen. Eine forsschende Perspektive.* Bielefeld: Universitätsverlag Webler (UVW).

Ohder, M., Volz, J., Schmidt, M et al. (2014). *Notfallsanitäter-Curriculum - Baden-Württemberger Modell für eine bundesweite Ausbildung.* Stuttgart: W. Kohlhammer GmbH.

Reetz, L., & Seyd, W. (2006). *Curriculare Strukturen beruflicher Bildung. Handbuch der Berufsbildung (2. Auflage).* (R. Arnold, & A. Lipsmeier, Hrsg.) Wiesbaden: Verlag für Sozialwissenschaften.

Riedel, P. D., Kimmerle, B., & Bonse-Rohmann, P. D. (01 2015). Spannungsfelder am Übergang von der beruflichen Bildung und Praxis an die Hochschule. *Pädagogik der Gesundheitsberufe - Die Zeitschrift für den interprofessionellen Dialog*, S. 25-35.

Roscoe, R., & Chi, M. (Dezember 2007). Understanding Tutor Learning: Knowledge-Building and Knowledge-Telling in Peer Tutors`Explanation and Questions. *REVIEW OF EDUCATIONAL RESEARCH, 77*(4), S. 534-574.

Rossig, W., & Prätsch, J. (2011). *Wissenschaftliche Arbeiten: Leitfaden für Haus- und Seminararbeiten, Bachelor- und Masterthesis, Diplom- und Magisterarbeiten, Dissertationen, 9. Auflage.* Berlin: Berlindruck.

Schaub, H., & Zenke, K.-G. (2008). *Wörterbuch Pädagogik: Grundlegend überarbeitete, aktualisierte und erweiterte Neuausgabe.* München: Deutscher Taschenbuchverlag.

Sekretariat der Kultusministerkonferenz, Berlin. (23. September 2011). *Handreichung für die Erarbeitung von Rahmenlehrplänen der Kultusministerkonferenz für den berufsbezogenen Unterricht in der Berufsschule und ihre Abstimmung mit Ausbildungsordnungen des Bundes für anerkannte Ausbildungsberufe.* Abgerufen am 18. Februar 2015 von http://www.kmk.org/fileadmin/veroeffentlichungen_beschluesse/2011/2011_09_23_G EP-Handreichung.pdf

Senge, P. M. (2003). *Die fünfte Disziplin - Kunst und Praxis der lernenden Organisation (9. Auflage).* Stuttgart: Klett-Cotta.

S. Seiler – Bachelorarbeit Studiengang B.A. Medizinpädagogik
„Der Effekt von Tutorien im Bereich des Gesundheitswesens:
Ist die Implementierung von Tutorien auch in der Berufsfachschule in der Notfallsanitäterausbildung möglich?"

Topping, K. J. (Oktober 1996). The Effectiveness of Peer Tutoring in Further and Higher Education: A Typology and Review of the Literature. *Higher Education, 3*(32), S. 321-245.

Viererbe, V. (2010). *Multimedialität in computergestützten Lehrangeboten (E-Learning)*. Tübingen: Narr Francke Attempto Verlag GmbH + Co KG.

Volpert, W. (1980). *Beiträge zur psychologischen Handlungstheorie*. Bern: Huber.

Volpert, W. (2003). *Wie wir handeln - was wir können: als Disput als Einführung in die Handlungspsychologie (3. Auflage)*. Sottrum: Artefact Weber.

8. Abbildungsverzeichnis

9. Tabellenverzeichnis

10. Anhang

Notfallsanitäter Ausbildungsplan Baden-Württemberg

Ausbildungsplan Notfallsanitäter

KW	1	2	3	4
1				
2		Lernfeld 1	Lernfeld 5	
3				
4		Lernfeld 2		
5				
6		Lernfeld 3		
7				
8		Lernfeld 4	Lernfeld 6	
9				
10		Pflege 80		Lernfeld 7
11				Lernfeld 8
12		Gerontologie 80		Lernfeld 9
13				
14		Notfallrettung 160	Intensiv 120	
15		Einsatzbereitschaft		Lernfeld 10
16				
17			Päd 40	
18			Notfallrettung 240	Notaufnahme 120
19		Lernfeld 3	Erweiterte	
20		Lernfeld 4	Maßnahmen unter	
21			Anleitung	Nofallrettung 480**
22				Selbständiges
23		zur freien Verfügung		Arbeiten
24		Notfallrettung 680	Lernfeld 6	
25		Selbstständig	Lernfeld 7	
26		Krankentransport		
27				
28			zur freien Verfügung	
29			Anästhesie 280	
30				
31				
32				
33				zur freien Verfügung
34				
35				
36			Notfallrettung 360	staatl. Prüfung
37			Notfallrettung	
38			unter Anleitung	
39				
Okt.				* Hospitation
40	Dienst an einer			NEF (min. 80)
41	Rettungswache 40	Lernfeld 4		** Hospitation
42	Lernfeld 1	Lernfeld 5		Leitstelle (min. 80)
43				
44				ggf. sonstige
45		Notfallrettung 360	Lernfeld 7	(max. 120)
46	Lernfeld 2	Assistenz		
47				
48				
49			Lernfeld 8	
50	zfV 160			
51	Krankentransport		Notfallrettung 440*	
52				

AGENDA

🟩	Rettungswache (Kalenderwoche= 40 Std.)
🟧	Schule (Kalenderwoche= 35 UE)
🟦	Klinik (Kalenderwoche=40 Std.)
🟫	Rettungswache-staatl. Prüfung

Wochenverteilung über die Ausbildung

	1. Ausbildungsjahr	2. Ausbildungsjahr	3.Ausbildungsjahr
	21	15	21
	5	5	5
	21	21	17
	4	11	5
	1	0	4
ges.	52	52	52

Wochen/Stunden gesamt

	gesamt Wochen	gesamt Stunden	§ 1 NotSanAPrV	Überhang
	57	2280	1960	320
	15	600		
	59	2065	1920	145
	20	760	720	40
ges.	156	5105	4600	505

AGENDA

	Rettungswache (Kalenderwoche= 40 Std.)
	Rettungswache und staatl. Prüfung
	Urlaub
	Schule (Kalenderwoche= 35 UE)
	Klinik (Kalenderwoche=38 Std.)

Ausbildungsplan Notfallsanitäter

KW	1	2	3	4	5
1					
2					
3					
4					
5					
6					
7					
8					
9					
10					
11					
12					
13					
14					
15					
16					
17					
18					
19					
20					
21					
22					
23					
24					
25					
26					
27					
28					
29					
30					
31					
32					
33					
34					
35					
36					
37					
38					
39					
Oktober	**1. Ausbildungsjahr**	**2.Ausbildungsjahr**	**3.Ausbildungsjahr**		
40					
41					
42					
43					
44					
45					
46					
47					
48					
49					
50					
51					
52					

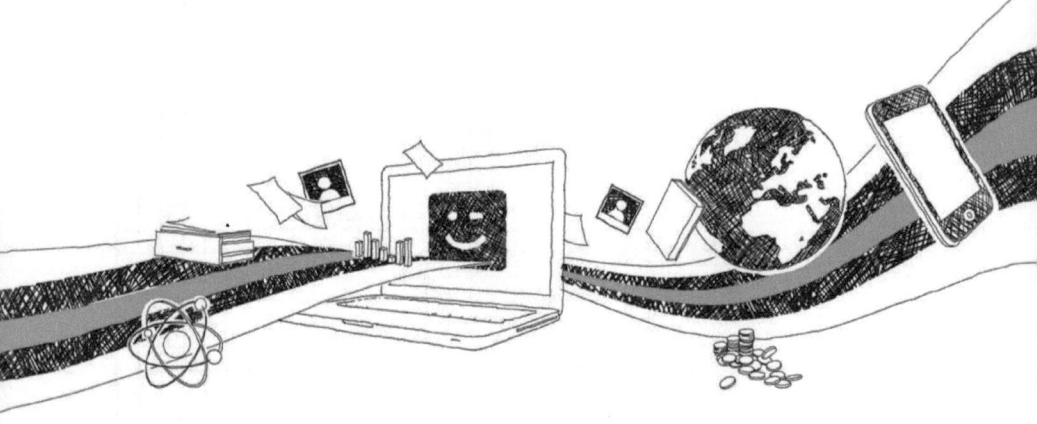
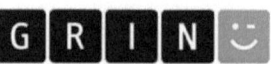